中华医学健康科普工程

女性更年期保健新说
女性的生理和衰老的奥秘

主编 郁 琦 任慕兰

中华医学电子音像出版社
CHINESE MEDICAL MULTIMEDIA PRESS
北 京

图书在版编目（CIP）数据

女性更年期保健新说. 女性的生理和衰老的奥秘/郁琦，任慕兰主编. —北京：中华医学电子音像出版社，2020.5

ISBN 978-7-83005-300-0

Ⅰ.①女… Ⅱ.①郁… ②任… Ⅲ.①女性－更年期－卫生保健－问题解答 Ⅳ.①R173.4-44

中国版本图书馆 CIP 数据核字（2020）第 059603 号

女性更年期保健新说——女性的生理和衰老的奥秘
NVXING GENGNIANQI BAOJIAN XINSHUO—NVXING DE SHENGLI HE SHUAILAO DE AOMI

主　　编：	郁　琦　任慕兰
策划编辑：	史仲静
责任编辑：	宫宇婷
校　　对：	龚利霞
责任印刷：	李振坤
出版发行：	中华医学电子音像出版社
通信地址：	北京市西城区东河沿街 69 号中华医学会 610 室
邮　　编：	100052
E - mail：	cma-cmc@cma.org.cn
购书热线：	010-51322675
经　　销：	新华书店
印　　刷：	廊坊市祥丰印刷有限公司
开　　本：	850mm×1168mm　1/32
印　　张：	4.125
字　　数：	74 千字
版　　次：	2020 年 5 月第 1 版　2023 年 7 月第 6 次印刷
定　　价：	18.00 元

版权所有　　侵权必究

购买本社图书，凡有缺、倒、脱页者，本社负责调换

编委会

主　编　郁　琦　任慕兰
副主编　陈　蓉　张淑兰　张绍芬
编　委（按姓氏笔画排序）

丁　岩	新疆医科大学第一附属医院
马　颖	中国医科大学附属盛京医院
王世宣	华中科技大学同济医学院附属同济医院
王惠兰	河北医科大学第二医院
史惠蓉	郑州大学第一附属医院
吕淑兰	西安交通大学医学院第一附属医院
任慕兰	东南大学
阮祥燕	首都医科大学附属北京妇产医院
阴春霞	长春市妇产医院
李佩玲	哈尔滨医科大学附属第二医院
杨　欣	北京大学人民医院
吴　洁	南京医科大学第一附属医院

张学红	兰州大学第一医院
张治芬	杭州市第一人民医院 杭州市妇产科医院
张绍芬	复旦大学附属妇产科医院
张雪玉	宁夏医科大学总医院
张淑兰	中国医科大学附属盛京医院
陈 蓉	北京协和医院
林 元	福建省妇幼保健院
郁 琦	北京协和医院
金敏娟	湖州市妇幼保健院
周红林	昆明医科大学第二附属医院
徐 苓	北京协和医院
徐克惠	四川大学华西第二医院
郭雪桃	山西医科大学第一医院
唐良萏	重庆医科大学附属第一医院
符书馨	中南大学湘雅二医院
惠 英	北京医院
舒宽勇	江西省妇幼保健院
谢梅青	中山大学孙逸仙纪念医院
雷小敏	三峡大学仁和医院
潘 伟	中华妇产科杂志
穆玉兰	山东省立医院

参编人员(按姓氏笔画排序)

王丽平	东南大学
王欣艳	中国医科大学附属盛京医院
邓卫平	江西省妇幼保健院
白敬兰	北京中医药大学东直门医院
包　蕾	中国福利会国际和平妇幼保健院
乔　林	四川大学华西第二医院
刘　洋	昆明医科大学第二附属医院
刘晓燕	东南大学附属中大医院
刘梅梅	哈尔滨医科大学附属第二医院
江　娟	武汉市第三医院
孙　艳	福建省妇幼保健院
杜　鹃	首都医科大学附属北京妇产医院
杨书红	华中科技大学同济医学院附属同济医院
李　娜	山东省立医院
李　涛	山东省立医院
李　霞	郑州大学第一附属医院
李秀琴	中国医科大学附属盛京医院
张云霞	东南大学附属中大医院
林　琳	新疆医科大学第一附属医院
欧阳运薇	四川大学华西第二医院
罗　辰	中南大学湘雅二医院
罗爱月	华中科技大学同济医学院附属同济医院

周　扬	西安交通大学医学院第一附属医院
姬萌霞	北京协和医院
黄　坚	杭州市第一人民医院　杭州市妇产科医院
曹　媛	郑州大学第一附属医院
崔亚美	首都医科大学附属北京妇产医院
董晓瑜	河北省胸科医院
廖德华	中山大学孙逸仙纪念医院
潘　景	昆明医科大学第二附属医院

内容提要

"中华医学健康科普工程——女性更年期保健新说"系列丛书旨在为大众普及女性更年期和绝经的相关知识,解决大众的困惑和误解,包括《女性的生理和衰老的奥秘》《更年期和绝经对女性健康的影响》《给更年期和绝经后女性的健康建议》《更年期和绝经后女性的绝经激素治疗》。本套丛书由郁琦教授和任慕兰教授主编,骨干作者均为中华医学会妇产科学分会绝经学组成员。《女性的生理和衰老的奥秘》一书对女性生理和绝经相关的常识性问题进行了梳理,选取其中最具代表性的问题,以问答的形式为读者提供科学的解答,主要内容包括女性生殖系统的器官和功能、月经的起源、女性一生不同时期的特点、雌激素的相关知识、男女性的不同、月经周期的变化与调节、卵巢功能的衰退、绝经的概念和判定等。本套丛书编写视角新颖,科学性、权威性、实用性强,适合广大关心女性健康的读者阅读。

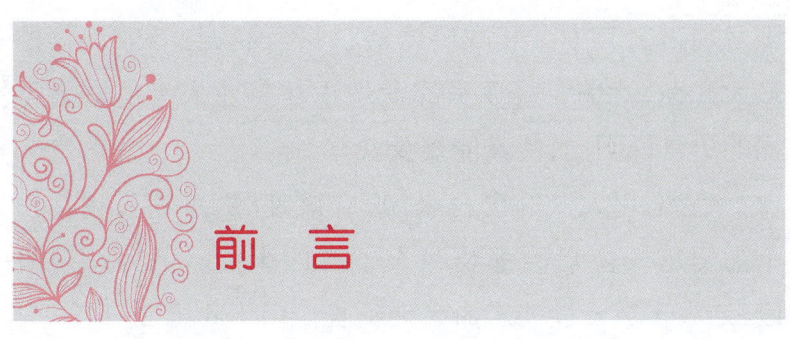

前 言

通常人们把学术性较强的书籍称为"阳春白雪"的小众读物,乃因其阅读对象多为具有该专业领域一定学术水准的从业人士,其中的专业术语和机制探讨,即使同为科技工作者或在另一个专业已有很深造诣者,但只要是非本专业人士,读之往往也如云山雾罩,不明所以;与之相对应的,就是所谓的"下里巴人"了,这就是针对大众的科普读物,虽然从表面上看,这类读物并无高深的原理,但对于无法看懂"阳春白雪"的大众来说,却是不可或缺的。

对于科普读物,有 2 件事情至关重要。首先要准确,科学普及不是信口开河,这是因为科普读物针对的是不具备本专业知识、没有分辨正确与否能力的大众。对于专业读物,专业人士可以相互争鸣,进行学术探讨;但对于科普读物,准确性是其生命,每一个建议,每一项分析都必须言之有据。其次要通俗,科普读物与专业读物的最大区别,就是要将深奥的道理用非专业人士能够看得懂的语言说明白,使其能接受。

绝经,用大众的语言来说,应该是"更年期",也是一个需要每一位女性都要深入了解的事情。因为在现阶段,绝大多数女性的寿命大大延长。由于我国20世纪60年代初开始,出现了持续10余年的人口出生高峰,因而现在进入了一个"更年期"的高峰。据估计,目前每年有逾1000万女性进入更年期状态,全国已有2亿以上年龄在50岁以上的女性,而且由于人口老龄化,老年女性在总人口中所占比例也逐渐升高。

绝经的根本原因是女性卵巢的衰竭,从而失去了依赖于卵巢的两大功能——生育和分泌雌激素。生育对于这个年龄段的女性,不论从何种角度来说都是不适宜的,而雌激素缺乏所带来的危害却不为众人所知。对于更年期,在大众中普遍存在的看法是:绝经不是病,更年期各种不适扛一扛就过去了;在许多专业人员,甚至是医务工作者眼里,绝经也被认为是一种生理现象,是不需要干预的。那么,作为一位女性,是否有一个阶段不需要雌激素?年龄到了50岁以后,雌激素就没有用了吗?现代医学的发展早已告诉我们,雌激素缺乏所带来的影响是广泛而深刻的,从更年期开始的各种不适症状,到55~60

岁开始的各种萎缩问题，以及老年期出现的骨质疏松和心脑血管疾病，甚至神经系统的退化，都与雌激素的短期、中期和长期缺乏有着密切的关系。所以绝经虽然不是病，却是众多老年慢性代谢性疾病的诱发因素，更是各种更年期症状的直接原因。

  对于中国的普通大众而言，医学基本知识是较为欠缺的，对于绝经和激素的相关知识尤甚。一项调查指出，了解绝经是由于卵巢衰竭、雌激素缺乏所造成者寥寥无几。而对于激素的误解，更深植于大众心目之中，在临床实践中，几乎所有的患者在听到激素一词时的条件反射就是发胖。这可能是因为在大众心目中，只知肾上腺皮质激素，而不知其他激素。其余恐惧激素的心态如导致癌症和影响肝肾功能，甚至于只有使用肾上腺皮质激素才会发生的股骨头坏死，也扩展到了所有激素头上。相反，甲状腺素和胰岛素，明明也是激素，在大众的概念中却被排除在激素的范畴之外。其实人之衰老，其核心就是各个器官的衰老，如果可以接受甲状腺功能减退（甲减）患者补充甲状腺激素，胰岛细胞功能减低（糖尿病）患者补充胰岛素，甚或由于衰老导致关节功能退化而换一个人工关节，以及各种器官移植，那么卵巢功能衰退补充一些雌激素、孕激素，从而维护女性的健康又何至于会引起如此轩然大波？这些基本问题在本套丛书中都会有详尽而通俗的阐述。

"中华医学健康科普工程——女性更年期保健新说"系列丛书包括《女性的生理和衰老的奥秘》《更年期和绝经对女性健康的影响》《给更年期和绝经后女性的健康建议》《更年期和绝经后女性的绝经激素治疗》，骨干作者均为中华医学会妇产科学分会绝经学组成员，在绝经管理领域都建树颇丰，编写本套丛书的初衷也是因为在临床实践中发现大众对于绝经知识的欠缺、误解和渴望。但这些绝经相关研究领域的专家，对于写作科普读物，很多都是初次尝试，难免有遗漏、欠缺或不当之处，也恳请各位尊敬的读者不吝赐教。

郁 琦
2020 年 3 月

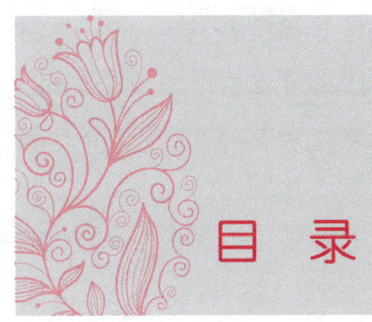

目 录

第一章 女性生殖系统的器官和功能 ………… 1
  1 女性生殖系统包括哪些器官？ ………… 1
  2 女性生殖器官是如何发育起来的？ ………… 3
  3 什么是附件？ ………… 4
  4 女性子宫有什么特点？ ………… 6
  5 激素"激"了什么？ ………… 7
  6 乳房大小与激素有关系吗？ ………… 9

第二章 月经的起源 ………… 11
  7 月经是怎么回事？ ………… 11
  8 女性必须有月经吗？ ………… 14
  9 大脑怎么与月经有关？ ………… 15
  10 卵巢对月经有何影响？ ………… 16
  11 如何判断自己的月经是否正常？ ………… 18

第三章 女性一生不同时期的特点 ………… 20
  12 生男生女谁决定？ ………… 20

13 女孩、男孩的生长发育一样吗? ………… 21
14 青春期女孩发育中有什么特点? ………… 23
15 妈妈们的幸福生活需要什么基础? ……… 24
16 为什么女性常有"多事之秋"? …………… 26
17 老年女性如何保持夕阳无限好? ………… 27

第四章　雌激素是女性的生命之泉 …………… 30

18 女性健康——雌激素功不可没 …………… 30
19 雌激素对女性有哪些作用? ……………… 31
20 雌激素与月经有关系吗? ………………… 33
21 卵巢雌激素的分泌受什么调节? ………… 34
22 谁为女性雌激素把脉? …………………… 36

第五章　女性与男性的不同 …………………… 37

23 女性与男性的性特征有什么区别? ……… 37
24 女性与男性的内分泌特点有什么不同? … 38
25 性激素异常对人体健康有什么影响? …… 40
26 为什么女性与男性的思维方式不同? …… 41

第六章　月经周期的变化与调节 ……………… 43

27 月经失调是怎么回事? …………………… 43
28 月经失调应该考虑哪些原因? …………… 44
29 月经失调应该进行哪些相关检查? ……… 46
30 月经周期是如何随年龄发生改变的? …… 47
31 更年期女性月经失调有哪些表现? ……… 48
32 更年期女性的月经失调需要治疗吗? …… 50

第七章 卵巢功能的衰退 ······ 53

33 女性一生各阶段妇科内分泌有什么特点?
 ······ 53
34 目前女性生殖衰老的公认标准是什么?分为哪几个阶段? ······ 55
35 有哪些指标可以帮助判断卵巢功能衰退?
 ······ 56
36 更年期月经周期、经期、经量都可能发生变化,哪一个变化更可靠地提示生殖衰老? ··· 57
37 生育晚期的标志是什么? ······ 58
38 什么是绝经过渡期?怎样区分绝经过渡期早期和绝经过渡期晚期? ······ 59
39 绝经后期又细分为哪几个阶段?各自有什么特点? ······ 60

第八章 绝经的概念和判定 ······ 62

40 什么是绝经? ······ 62
41 闭经和绝经是一回事吗? ······ 62
42 切除子宫是人工绝经吗? ······ 63
43 如何判断绝经? ······ 64

附录 ······ 65

附录一 绝经门诊的就医流程 ······ 65
附录二 更年期保健的营养建议 ······ 71
附录三 更年期女性的中医药辅助治疗 ······ 82

附录四　更年期健康体检的常用项目 …………… 84
附录五　常用中老年保健操 ……………………… 87
附录六　中国大陆部分地区更年期门诊名录
　　　　……………………………………………… 97
附录七　更年期相关医学网站和专业杂志 ……… 114

第一章
女性生殖系统的器官和功能

1 女性生殖系统包括哪些器官？

从婴儿呱呱坠地开始，我们就可以从生殖器外观判定其性别。女性的外生殖器官包括阴阜、大阴唇、小阴唇、阴蒂、阴道前庭等。除了这些外生殖器官外，女性还有内生殖器官。内生殖器官位于骨盆内，包括卵巢、输卵管、子宫和阴道。这些内生殖器官在骨盆内还有"邻居"，如输尿管、膀胱、乙状结肠、阑尾、直肠等（图1-1）。当女性生殖器官发生病变时，会影响相邻器官，反之亦然。

尿道位于阴道前方，开口位于阴蒂下、阴道口前方。由于女性尿道较直且短，又与阴道相邻，特别容易发生泌尿系统感染，这就是女性尿道炎和肾炎等泌尿系统感染性疾病的发生率远高于男性的原因。膀胱位于盆腔内子宫、阴道上部的前方。膀胱与子宫之间

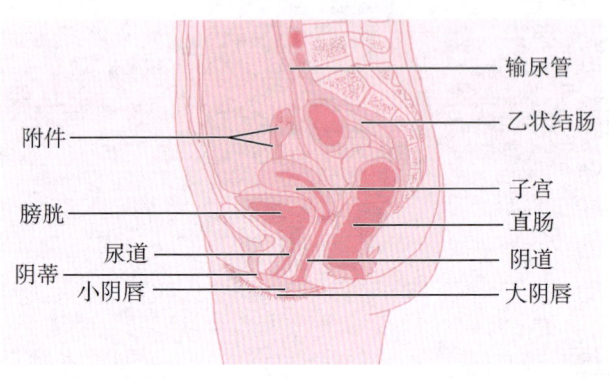

图 1-1　女性生殖系统矢状面示意图

陷凹处的腹膜向前覆盖膀胱顶，向后与子宫浆膜层相连，所以膀胱充盈与否会影响子宫位置。直肠位于子宫后方。直肠上部有腹膜覆盖，向前与子宫后壁相连，形成子宫直肠陷凹，盆腔炎或大出血时，炎性液体和血液可积蓄在此，而此处又是与阴道距离最近的地方，所以可以采用"后穹隆穿刺"的方法诊断一些疾病，穿刺液可为诊断提供一定线索。阑尾位于右下腹部。阑尾下端可与右侧输卵管、卵巢相邻，故女性发生阑尾炎时有可能累及输卵管、卵巢，造成盆腔粘连、输卵管阻塞等后果。

2 女性生殖器官是如何发育起来的？

胚胎生殖器官的发育要经历 2 个阶段，即性未分化阶段和性分化阶段。在性未分化阶段，无法区别男女的性别，因为此时胚胎具有相同的原始性腺，即始基内生殖器（包括中肾管和副中肾管 2 套管子）和外生殖器（包括生殖结节和泌尿生殖窦）。胚胎发育 6 周以后，原始性腺开始分化。众所周知，女性的染色体为 46, XX；男性的染色体为 46, XY，两者的区别就是 Y 染色体，它也是性别决定的关键因素。如果胚胎含 Y 染色体，就会把要发育成女性生殖系统的副中肾管抑制掉，使得中肾管朝男性的方向发育，形成输精管等。如果胚胎不含 Y 染色体，就会朝女性的方向发育，原始生殖细胞分化成卵母细胞，与颗粒细胞、卵泡膜细胞等共同构成原始卵泡，形成卵巢。双侧副中肾管上段形成输卵管，下段融合在一起，变成子宫和阴道上 1/3 部分，泌尿生殖窦形成膀胱、尿道和阴道下 2/3，生殖结节形成阴蒂。如果副中肾管下段发育融合异常，可能导致幼稚子宫、单角子宫、双子宫、先天性无阴道、阴道闭锁等异常。女性生殖器官的起源与泌尿系统相同，所以女性生殖器官发育异常时，可能也伴有泌尿系统异常。

3 什么是附件？

女性生殖器官的附件即指输卵管与卵巢，它们位于子宫两侧，"附属"于子宫，是成对存在的器官（图1-2）。

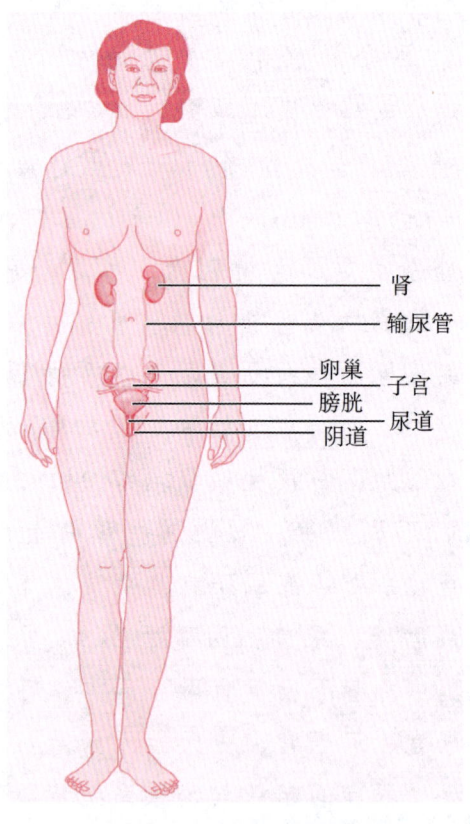

图1-2 女性生殖系统正面示意图

卵巢是女性的性腺，主要功能是产生卵母细胞（简称"卵子"）并排卵，同时分泌女性激素。卵巢呈扁椭圆形，青春期以前表面光滑，青春期开始排卵后，表面凹凸不平，呈灰白色，绝经后逐渐萎缩变小、变硬。卵巢内含有数以十万计的卵泡。自胚胎形成开始，这些卵泡就进入自主发育和闭锁的轨道。在青春期，卵巢内的卵泡约有30万个。进入青春期后，在垂体分泌的促性腺激素（gonadotropin，Gn）的刺激下，每个月有一批卵泡进入发育周期，但是这些卵泡之间也要"竞争上岗"，最后通常只有1个卵泡脱颖而出，成为优势卵泡，发育成熟并排卵。大众通常所说的"卵子"，实际上正确的名称应该是"卵母细胞"（本书后面内容中出现的"卵母细胞"就是指平常口语中所说的"卵子"）。女性一生中一般只有400～500个卵泡发育成熟并排卵，其余卵泡则闭锁退化。在卵泡发育过程中，卵巢会分泌大量雌激素，排卵后卵巢又分泌雌激素和孕激素，这2种激素是女性体内所特有的激素，两者具有相互拮抗又相互协同的作用，对子宫内膜、阴道上皮、体内水和钠代谢、脂代谢等都有影响。月经也是由这2种激素的周期性变化形成的，即先有雌激素分泌，之后再有雌激素、孕激素分泌，然后雌激素、孕激素分泌水平又突然下降，就会产生月经样的子宫内膜脱落、出血（月经）。在卵巢功能衰退的情况下，按照这样的方式给予外源性雌激素、孕激素，也可以造成月经样的出血，这就称为"人工月经周期"。同时，雌激素还可维持和促进骨代谢，对维持女性身体健康尤为重要。这就是卵巢的生殖内分泌功能。当所有卵泡耗竭后，卵巢也就失去了功能，月经停止，绝经期到来。

输卵管是一对起始于两侧子宫角并向外延伸的通道，长 8～14 cm，负责运输卵母细胞和精子，同时精子在此和卵母细胞结合形成受精卵，再经输卵管输送至子宫。如果输卵管功能异常或阻塞，受精卵不能运送至子宫，而是种植在输卵管壁上，就会造成异位妊娠（宫外孕），是较常见、也较危险的妇科急症之一。

4 女性子宫有什么特点？

子宫是胚胎生长发育的场所，位于盆腔中央，形似"倒梨"，平素容量约为 5 ml，外观相当于自己的拳头大小，妊娠后可增至 5000 ml 或更大。子宫可分为子宫体和子宫颈 2 个部分。子宫体顶部称为子宫底部，子宫底两侧为子宫角，与输卵管相连、相通。子宫体由浆膜层、肌层和内膜层构成。子宫肌层主要由大量平滑肌组织组成，非妊娠期厚约 0.8 cm，妊娠后由于肌细胞肥大、延长和数量少量增加，足月时子宫壁增厚至 1.0～

1.5 cm。子宫内膜层受激素水平影响,发生周期性变化,形成月经。子宫颈上与子宫体相连,下与阴道相通,临产后可扩张消失,以利于胎儿娩出。子宫颈管黏膜可分泌碱性黏液,形成黏液栓,防止细菌等病原体进入,是保护女性生殖健康的防线之一。但在排卵期的1~2天中,由于高水平雌激素的作用,子宫颈黏液又会短暂地变得稀薄,这是为了让精子容易进入,进而受孕。

子宫由韧带牵拉悬挂于盆腔内,这些韧带的主要功能是维持子宫的正常位置。受韧带和盆底组织的牵拉作用,子宫通常呈前位。但子宫的位置并非固定,受膀胱、韧带的影响可发生改变。根据子宫纵轴与盆腔的位置关系,子宫可分为前位子宫、中位子宫和后位子宫。值得一提的是,这种分类只是对子宫位置的一种描述,与妊娠容易与否没有必然联系。

5 激素"激"了什么?

谈激素色变在我国是比较普遍的现象,人们总认为激素是一种让人变胖、损害皮肤、危害人体健康的物质。事实上,激素是机体产生的一种化学信息物质,在人体的新陈代谢、生长发育和繁殖等方面起着重要作用。

激素源于希腊语，原意为"奋起活动"，主要由内分泌细胞合成并分泌，通过血液循环或组织液运输到靶器官或组织，调节靶器官的代谢活动。之所以翻译为"激素"，是因为它的功能类似于"催化剂"，在体内不直接参与具体的代谢过程，只是直接或间接地促进或减慢体内原有的代谢过程。如生长和发育都是人体原有的代谢过程，生长激素或其他相关激素的增加可加快这一进程，减少则使生长发育迟缓；雌激素增加可促进子宫内膜生长，雌激素减少则使内膜萎缩，造成闭经。

激素是一种高效的活性物质，在人体内含量极少（均在纳克水平），激素缺乏或过多可引发各种疾病，如生长激素分泌过多就会引起巨人症，分泌过少就会造成侏儒症；以激素缺乏为病因的疾病需要使用激素替代或补充治疗，如甲状腺激素缺乏造成畏寒、乏力、记忆力减退等甲状腺功能低下的症状，补充甲状腺激素可改善这些症状；绝经后雌激素缺乏造成的潮热、出汗、失眠等症状，可以通过外源性补充雌激素来改善。当然，这种激素补充往往是生理剂量的补充，不会引起发胖，也不会危害人体健康。值得指出的是，各种激素各司其职，作用于代谢的各个环节，大多数激素与胖瘦无关。

6 乳房大小与激素有关系吗？

激素主要在乳腺的发育过程中起作用。雌激素可促进乳腺导管的上皮增生，乳管及小叶周围结缔组织发育，使乳管延长并分支。孕激素促进乳腺小叶和腺泡结构的发育，但需要与雌激素协同发挥作用。催乳素也可促进乳腺发育生长。此外，肾上腺皮质激素、甲状腺素、生长激素等也可影响乳房的发育。如果这些激素在青春期分泌异常，则会影响乳房发育（乳房大小）。

从上面的讲述来看，对于一位月经正常的女性，其体内自行产生的雌激素、孕激素、催乳素、甲状腺素和肾上腺皮质激素都处于正常水平，对乳腺组织本身的发育应该是足够的。也就是说，乳腺本身的固有功能，即生育后哺乳，就应该没有问题。如果乳腺组织发育正常，乳房大小还与其他很多因素有关，如乳房内脂肪含量，因为乳房中脂肪含量约占90%，这些脂肪对于维持乳房的弹性、丰满有重要作用。所以较胖的女性往往乳房较大，而当一位女性开始消瘦，乳房也会随之减小。

乳房大小还与遗传因素有关。基因会决定人的所有性状，包括乳房大小、形态等。一般来说，乳房丰满的女性，其女儿乳房也较丰满。当然，乳房发育的遗传是多基因遗传，而且与后天的环境也有很大关系，如营养状况。在青春期，如果过分偏食和节食，就可能造成营养不足、脂肪过少，乳房很容易发育不良。同样，吃糖类、脂肪、蛋白质多的少女，乳房发育也会丰满一些。

　　乳房大小与能否泌乳、泌乳量多少没有直接关系。无论乳房是大是小，只要发育正常，均具备泌乳功能。

第二章

月经的起源

7 月经是怎么回事？

月经，是指女性伴随卵巢的周期性排卵而出现的子宫内膜周期性脱落及出血。月经与排卵是息息相关的，为什么呢？

性成熟后，女性开始有规律的排卵。正常情况下，卵巢中每个月都会有一批小卵泡发育，女性的身体会从中挑选一个质量最好、生命力最旺盛的卵泡（优势卵泡），使其越长越大，而其他小个儿的卵泡会自动萎缩掉。这个大个儿卵泡成熟后，会突破卵巢表面的皮质层排到腹腔，被输卵管的"爪子"（输卵管伞）抓住、运送到输卵管里；这个卵子滚啊滚，滚到约定的地方（壶腹部与峡部连接处）便躺下等精子来；如果有精子过五关斩六将地游过来，它们便幸福地结合成受精卵，继续快乐地向前，到子宫内"生根发芽"。如果没有等到精子,这个卵子只得香消玉殒、退化消逝了;这时,月经就会闻讯赶来,把给受精卵准备的被褥(子宫内膜)掀掉,下个月再铺。

这一切都是怎样实现的呢?原来,女性体内存在一个"下丘脑—垂体—卵巢轴(HPO 轴)"(图 2-1),下丘脑是大领导,垂体是二领导,卵巢是组长,子宫内膜是听话的跟班儿。每个月,在一批卵泡欢乐的成长之中,卵泡会不停地分泌雌激素,使子宫内膜增厚。当累积的雌激素足够多时[>732 pmol/L(200 pg/ml)],大领导和二领导高兴了,就给发放更多的刺激物——卵泡刺激素(follicle-stimulating hormone,FSH)、黄体生成素(luteinizing hormone,LH)来鼓励卵泡工作(即正反馈形成)。这样你来我往,雌激素、FSH 和 LH 相继达到高峰,FSH 和 LH 的峰值引起排卵。然而,排卵只是卵母细胞的孤身远行,它留下的房子(卵泡膜和卵泡壁)与小伙伴们(卵泡颗粒细胞、卵泡内膜细胞)会共同形成黄体,负责分泌雌激素和孕激素。孕激素可为受精卵量身打造温床,使子宫内膜由增生期转为分泌期,变得更厚、更松软、更富有营养。但是,如果卵子没有等到精子,黄体过几天就会罢工,停止分泌雌激素和孕激素。雌激素、孕激素水平的突然下降将引发子宫内膜的脱落,继而来潮。

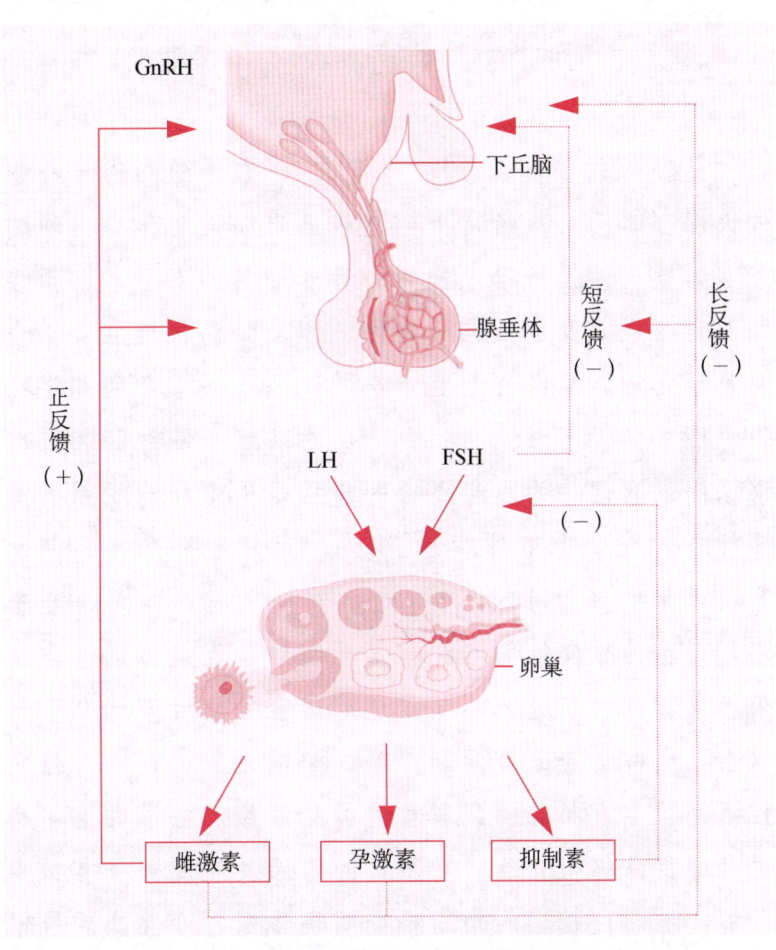

图 2-1 下丘脑—垂体—卵巢轴之间的相互关系示意图

注：**GnRH.** 促性腺激素释放激素；**LH.** 黄体生成素；**FSH.** 卵泡刺激素

8 女性必须有月经吗？

月经俗称"大姨妈""老朋友"，它伴随女性生命中的大部分时间。月经是指伴随卵巢周期性变化而出现的子宫内膜周期性脱落及出血。青春期前的女孩，由于性腺发育不成熟及下丘脑—垂体—卵巢轴尚未建立，不会有月经来潮。月经初潮年龄多在13～15岁，也可能早在11～12岁，迟至15～16岁，16岁以后未来月经者应查询原因。有规律的月经周期的建立是生殖功能成熟的重要标志。若女性年龄超过14岁，无月经及女性性征发育，或年龄超过16岁，有女性性征发育，但无月经来潮，则称为原发性闭经。原发性闭经多因遗传因素或先天性发育异常所致。月经来潮后出现停经时间达6个月以上，或按自身原有周期停经3个周期以上，则为继发性闭经。生育年龄闭经应首先排除妊娠。在详细询问病史及进行体格检查后，对闭经的病因及病变部位有初步了解，再通过相应的辅助检查明确诊断。女性产后若不哺乳，则通常在产后6～8周会恢复月经；哺乳的产妇，通常要到产后18周左右才恢复排卵，但产后月经来潮与恢复排卵的时间并不同步，故很难确定月经的来潮时间。至围绝经期，随着卵巢功能逐渐降低甚至卵巢衰竭，大多数女性常有月经紊乱，并伴有一定程度的更年期相关症状。如果女性40岁以后连续12个月不来月经，且排除了其他病理原因，可诊断为绝经，即月经的最后停止。此外，由于其他原因如卵巢切除或疾病等引起的卵巢衰竭也可导致绝经。因此，青春期前、妊娠及哺乳后的一定时间内，以及绝经后这3个时段的无月经状态是生理性的，除外这3个时段，如果有月经停止或不规律，应及时向妇科内分泌或妇科医生咨询并治疗。

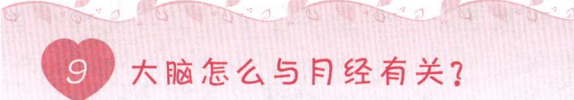

9 大脑怎么与月经有关？

许多女性认为月经只与子宫、卵巢有关，殊不知，月经的产生受各级"领导"的支配，即下丘脑和垂体，它们共同组成了下丘脑—垂体—卵巢轴，而卵巢处于这一链条的最末端。月经是子宫内膜随着卵巢分泌激素的周期性变化而周期性脱落形成的。因此，规律月经的形成最关键的就是下丘脑—垂体—卵巢轴功能正常，但这3个部分之间不是简单的支配与被支配的关系，而是相互作用、互相制约形成的一个协调的系统。下面重点介绍下丘脑。

下丘脑又称丘脑下部，因位于丘脑下方而得名，是调节内脏活动和内分泌活动的较高级神经中枢。下丘脑的特异性神经元分泌神经内分泌激素,调节垂体和外周内分泌腺体分泌各种激素,从而构成下丘脑—垂体—卵巢轴、下丘脑—垂体—肾上腺轴及下丘脑—垂体—甲状腺轴。垂体、甲状腺和卵巢等器官分泌的激素和神经递质又可通过"反馈"作用于下丘脑,从而使体内的神经内分泌系统构成一个完整协调的功能体系。

下丘脑主要分泌两大类激素——释放激素和抑制激素。释放激素主要促进细胞合成激素并释放入血液循环,如促性腺激素释放激素(GnRH),作用于垂体,促进垂体产生促性腺激素;抑制激素主要抑制细胞的合成活动,如催乳素抑制因子抑制催乳素的合成。下丘脑正是通过激素作用于下级腺体(即垂体),进而作用于卵巢而发挥调节月经的作用的。

10 卵巢对月经有何影响?

卵巢是女性最重要的内分泌器官,就像女性体内的一座"小花园"。在女性小的时候就已成形,里面藏着许许多多粒"种子"(始基卵泡和发育程度不同的囊状卵泡),此后一生中不会再产生新的"种子"。作为女性的标志性器官之一,卵巢在女性的生殖系统中起着至关重要的作用,既担负着人类繁衍后代的生殖功能,又担负着产生重要的女性激素的内分泌功能。两者密不可分又相互协调。例如，月经周期就是主要由卵巢来控制的。

当卵巢发育到一定程度时，原始卵泡逐渐向成熟卵泡发育，产生更多的雌激素，使子宫内膜增生。这时卵巢通过与中枢下丘脑与垂体的协调，使成熟卵泡发生排卵。卵子排出后落入腹腔中，被附近的输卵管伞部捡拾，进入输卵管等待受精。而排出卵子后的卵泡在卵巢中继续发育形成黄体，黄体分泌大量的雌激素和孕激素，使子宫内膜由增生期变为分泌期。如果排出的卵子没有受精，黄体发育到一定程度，由于得不到垂体促性腺激素的继续支持，便发生萎缩衰退，它分泌的雌激素、孕激素减少，不能支持子宫内膜的生长而最终使子宫内膜脱落，月经来潮。

月经周期的长短，取决于卵巢周期的长短，一般为28～30天。在每个月经周期中，卵巢内同时有一批（十几个）卵泡开始发育，其中多数发育到一定程度后先后退化闭锁，只有一个卵泡可以充分发育成熟，成熟的卵泡直径可达2 cm，并且发生排卵与黄体形成。一般女性的2个卵巢每月轮流排卵，也有女性终身一侧排卵，所以女性一生中只有约400个卵子能最终发育成熟、排卵，绝大多数卵泡的命运不济，中途夭折（闭锁）。

近20年来，环境污染加剧、辐射增多、竞争压力增大、作息不规律及缺少体育锻炼等，都是导致卵巢功能减退、卵巢早衰的重要原因。卵巢对于女性来说至关重要，它不仅影响月经周期，如果出现问题，甚至会影响女性一生的美丽和身心健康。

11 如何判断自己的月经是否正常？

月经的俗称有很多，如"坏事儿""大姨妈""姑妈""好事""倒霉"等，以上都暗指经血。月经是指有规律的、周期性的子宫出血。月经是否正常可从以下几个方面判断。

（1）月经周期是否规律：月经来潮的第一天为月经周期的开始，2次月经来潮第一天的间隔时间称一个月经周期。一般为21～35天，平均28天。如果月经周期短于21天，为月经频发；如果月经周期长于35天，为月经稀发；如果在排卵期前后几天出现点滴的阴道出血，则称为围排卵期出血。

（2）经量是否正常：经量为一次月经的总失血量，正常经量多为5～80 ml。如果经量过多，换一次卫生巾或纸很快就又湿透了，甚至经血顺着腿往下淌，这就不正常了。一般每次经量少于5 ml是月经过少，多于80 ml是月经过多。这就需要女性平时留意卫生巾的使用量，每个周期不超过2包。假如每次用3包卫生巾还不

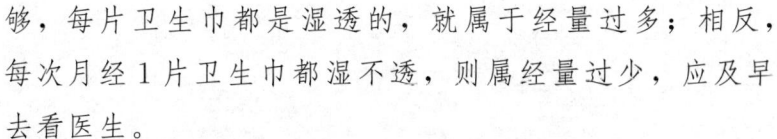

第二章 月经的起源

够,每片卫生巾都是湿透的,就属于经量过多;相反,每次月经 1 片卫生巾都湿不透,则属经量过少,应及早去看医生。

(3)经期是否正常:一般每次月经的出血时间为 3~7 天,如果短于 3 天为经期过短,长于 7 天为经期过长,这些都为异常月经,偶尔出现 1 次可以观察,2 次以上就要重视或就医。

(4)初潮年龄:第一次来月经为月经初潮,月经初潮的年龄多在 13~15 岁,也可能早在 11~12 岁,迟至 15~16 岁。16 岁以后尚未来月经应查明原因。10 岁以前月经来潮者也要到医院就医。

(5)痛经:月经属生理现象,月经期一般无特殊症状,有些女性可出现下腹及腰骶部不适,少数女性可有头痛及轻度神经系统不稳定症状。如果出现难以忍受的痛经或痛经越来越重,应及时看医生,查明痛经原因并进行治疗。

第三章
女性一生不同时期的特点

12 生男生女谁决定？

经历过十月怀胎的妈妈们一定都有这样的经历：妊娠时常常揣测自己怀的是男孩还是女孩，总希望能与自己的心愿符合。但真实的答案总得待分娩后才会揭晓。那么，决定生男生女的奥秘究竟是什么呢？

一个新的生命总是起源于受精卵，而受精卵由来自男性的精子与来自女性的卵子相结合而成。人类体内自然受精的过程大约需要24小时。在这个过程中，形成的受精卵带有来自父亲的遗传基因和来自母亲的遗传基因，标志着新生命的诞生。人的遗传基因承载在细胞的23对染色体上，其中有一对是性染色体。女性的性染色体是由2个X染色体组成，而男性的性染色体是由1个X染色体和1个Y染色体组成。在成熟的精子和卵子中，只带有一半的染色体，当然性染色体也只有1条。

卵子含有的性染色体都是 X 染色体，而精子则形成不同的 2 种，即带 X 染色体的精子和带 Y 染色体的精子。卵子与男性带 X 染色体的精子相结合，新生命就是女孩，而当卵子和男性带 Y 染色体的精子相结合，新生命就是男孩。简单地说，决定生男生女就是要看与卵子结合的精子带的性染色体是 X 还是 Y。受精卵形成后经过不断的细胞分裂，变成一个球形细胞团，并沿输卵管游进子宫腔，埋于子宫内膜生根发芽，这一过程称为"着床"。其后的一段时间内，胚胎细胞将以惊人的速度不断分裂，逐渐分化成不同的组织和器官。经历约 40 周的妊娠阶段，带着爸爸、妈妈生命信息的男孩或女孩就诞生了。

13 女孩、男孩的生长发育一样吗？

从呱呱坠地那一刻开始，性别的特点在男孩和女孩的生长中会越来越明显不同，男孩喜欢动手，女孩喜欢交流与叙事。这些区别究竟是先天决定的还是后天培养的呢？应该说两者兼而有之。男孩、女孩的差别在一定程度上由生理基础决定，通过高科技扫描就可以发现，男孩、女孩的大脑都会有某些部位比对方相应的部位更发达、更忙碌。当宝宝还在妈妈的子宫里时，大脑的这些部位就已经开始发育，并在激素的影响下发生不同变化。随着孩子的成长，这种天生的性别差异将会对孩子的学习有所影响，并且不断强化。反之，学习的本身也在改变着大脑的功能发育。因为在孩子玩耍和学习的时候，相对应的脑细胞就会更加活跃且随时更新，而那些不经常使用的部分将会逐渐退化萎缩。一般来说，女孩的语言能力更强，男孩的空间识别能力更胜一筹。所以，在养育孩子的过程中，男孩、女孩应当因材施教。

家长在照料襁褓中的孩子时就要注意性别不同。男孩要注重身体动作上的示范，而女孩最好更多地关注情感交流。如帮女孩换尿布时要逗笑、交流，说"该换尿布了"等，而男孩则可以帮他伸腿、翻身等，用动作配合完成。对于女孩和男孩生理构造不同的外阴，也要注意清洁和护理的区别。女孩应该更早穿上连裆裤，避免污染外阴。

在儿童的生长发育过程中，女童的性启蒙和性发育也早于男童。如女孩8岁以后，乳房就会渐渐开始发育，生长较男孩更快，个子拔高，声音和体态也有变化，对异性开始有意识。

在孩子的发育过程中，不仅生理上有性别特点，心理上的两性不同也各有特点。在孩子的学习行为、交友待人、衣物穿戴及玩具选择等方面都有所区别，如果家长能够正确区别并给予引导性培养，就会让孩子逐渐产生正确的性别归属感。

14 青春期女孩发育中有什么特点?

青春期是人体由童年生长发育到成年的过渡时期,一般在 10~19 岁。这一时期人体的形态、器官结构及功能都有显著变化。青春期发育首先是乳房萌发,一般 3~4 年乳房发育成熟。乳房萌发之后开始有性毛(阴毛与腋毛)生长,提示女孩的肾上腺功能初现,这是女性性腺可以开始工作的促进剂。性毛初现后孩子身高突然增高,神经系统及心肺系统功能明显增强。

月经初潮标志着青春期的开始,月经刚来的阶段,多表现为不规律的月经,这是因为卵巢的功能还没有成熟,经常有不排卵的周期。所以青春期女孩也是月经不调的高发人群,经量过多(每月经量多于 80 ml)、月经频发(周期不到 3 周)、月经稀发(周期>35 天)等均应及时到医院就诊,进行处理和治疗,避免造成贫血、子宫内膜增生过度等影响成长。随着卵巢的发育和性激素分泌的逐步增加,生殖器官各部分也有明显的变化,从幼稚型变为成人型,阴阜隆起,大阴唇变肥厚,小阴唇变大且有色素沉着,阴道的长度及宽度增加,阴道黏膜变厚,出现皱襞;子宫体积增大,输卵管变粗,弯曲度减少；卵巢增大且皮质内有不同发育阶段的卵泡。此时女孩的音调变高，乳房丰满而隆起，腋毛及阴毛逐渐浓密，骨盆横径的发育大于前后径的发育，胸、肩部的皮下脂肪增多，呈现出女性特有的体态。

步入青春期后的女孩，是身心定型、走向成年的过渡阶段，亦是性意识萌发和发展的时期，她们的心理发育和生理发育往往不同步，具有半成熟、半幼稚的特点。因此，在她们心理素质发展的关键阶段，容易产生心理失误，甚至心理滑坡。青春期女孩性心理萌芽时，经常表现为对性知识的好奇和渴求，导致她们对异性好奇，被异性所吸引，这是青春期女孩与异性之间交往的正常心理需要。但应指出的是，正是由于青春期女性的生理发育早于心理成熟，也易于冲动，故稍有不慎，可能发生不安全性行为，甚至少女怀孕，如果此时又被不良社会广告误导，私下接受不安全的手术，可能惹出大祸，影响终身生殖健康。家长和学校需要正确理解并合理引导，使孩子顺利度过这一特殊时期。

15 妈妈们的幸福生活需要什么基础？

妈妈们经历了妊娠和分娩，生理及心理均会发生一系列变化。此时，一定要懂得呵护自己，有一个健康的

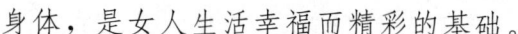
第三章 女性一生不同时期的特点

身体,是女人生活幸福而精彩的基础。

首先,生育过的妈妈如果暂时没有再生孩子的计划,一定要采取适宜的避孕措施,避免意外妊娠而带来的身心伤害和生活紊乱。已生育女性避孕优先选择口服避孕药和宫内节育器(带环),分居的夫妇也可以选用避孕套避孕。紧急避孕法仅适用于意外情况,不宜常用。安全期避孕和体外排精法掌握不当,失败率较高。选择何种方式避孕,应该由夫妇双方共同商议并听取医生的合理建议。妈妈们还要关注自己的月经情况,因为育龄期女性应该有正常的月经,即月经有规律(能按月来)、出血时间不超过7天、经量中等、月经期没有明显不舒服。规律而正常的月经代表女性的生殖内分泌功能正常。月经期间应该注意休息和清洁。在夫妻性生活方面,要注意频率适度和保持卫生。若有月经异常、同房出血、阴道瘙痒、白带增多等情况,应及时去医院就诊。育龄期女性也是妇科炎症的高发人群,要保持个人卫生,提倡淋浴。公共场所洁具使用时要注意隔离,避免疾病传播。社会行为方面要洁身自好。妈妈们还要记得,即使身体没有任何不适,也应该每年进行一次身体检查和妇科检查,对生殖健康问题要早发现、早治疗,保证身体各部分功能正常运转。

此外,妈妈们平时要注意健身,选择自己适宜的运动,避免过强的运动伤身。要坚持科学的生活方式,戒烟、少酒,注意营养,均衡饮食,食品中的糖、盐、脂肪都不宜过高。保证充足睡眠,保持良好的心理状态。积极的社交活动、安全的职业环境、和谐的家庭关系也都是让妈妈们的日子充满幸福的促进剂。

16 为什么女性常有"多事之秋"?

女性在经历了生机勃勃的童年期和少年期、蓓蕾初放的青春期、精力充沛的生育期,必然要临近生命之坎——更年期。更年期往往被誉为女人的"多事之秋",更年期女性的"作",常常让人不堪其扰,更年期女性的多事之秋由何而来呢?

首先,多事之秋的根源在于女性的卵巢面临"退休",卵巢功能减退导致孕激素不足、雌激素不稳定,引起月经失调,直至闭经。雌激素水平下降还可引起自主神经功能失调,表现为潮热,情绪不稳定,容易激动、吵架、好哭,自己不能控制自己;渐渐地,女性的性器官开始萎缩,女性的性征如乳房及皮肤逐渐老化,骨量减少,骨质疏松甚至身材变矮,形态有较大变化。雌激素水平下降还导致性欲减退,影响夫妻感情,盆底肌松弛、器官脱垂使排尿和排便出现异常。其次,更年期也是女性肿瘤的好发时期，罹患肿瘤将严重影响女性的生活质量。此外，家庭和工作环境也会有变化，如子女成人后离开家庭、父母年老去世、职位变动等，引起更年期女性的心理和精神压力增加。所有这些身体、心理、精神上的困扰，使更年期女性更容易出现精神紧张、忧郁、烦躁、多虑甚至喜怒无常等，从而出现了"好作"的多事之秋特征。

女性的更年期过程不短，受影响的人不少，大约80%的更年期女性都有这样或那样的症状。一方面，更年期女性应该多了解自身的生理心理变化，坦然面对和积极预防、治疗不良症状；另一方面，社会和家庭也应多多关心更年期女性，不应嘲笑和歧视她们，应帮助更年期女性安然度过这个最"作"的多事之秋。

17 老年女性如何保持夕阳无限好？

女性进入老年期一般在绝经后期（约60岁），此时女性的卵巢已完全衰竭，生殖器官进一步萎缩老化。整个机体也发生明显的衰老变化，即在生殖衰老的基础上出现了生理衰老。目前，中国女性的期望寿命已达到80岁以上，这意味着女性在老年阶段还要生存20年左右，20余载的夕阳红日子怎么过才能无限好呢？

心理保健对于老年人十分重要，对生活意义的追求和对生命价值的追求是老年人心理健康的基础。老年人要正视生命的必然过程，人人都会老，但要老得健康和有尊严。老年人要保持与社会的接触，多参加社会活动，如参加老年大学、社区组织的老年活动，以及和老同学、老同事进行联谊等。此外，老年人要多与年轻人群接触，从年轻人那里可以接触到更多的新鲜事物，以便预防和延缓心理衰老。

老年女性平时锻炼身体要注意老年人的特点，适当参加户外活动，锻炼时避免对身体器官有损害的剧烈运动，以散步、做操为宜，同时尽可能保持集体或结伴活动，达到身心愉悦。

老年人平时要多了解老年性疾病的基本知识及防治措施，正确应对老年性疾病的发生。老年女性的生理保健主要是预防由雌激素低落引发的老年性阴道炎、老年尿道综合征、老年性子宫内膜炎、骨质疏松等疾病。老年期尤其60～75岁，仍是多种肿瘤的好发阶段，包括生殖系统肿瘤，所以没有了月经也应定期到正规医疗保健机构进行妇科检查及防癌检查，疾病的早期诊断、早期治疗效果最好。关于心血管系统疾病如高血压、冠心病，因为缺乏雌激素的保护作用，其发病率在老年女性中渐渐增加。此外，糖尿病、肺部疾病等在老年人群中的发病率也会增加，都需要定期查体，积极预防和治疗。除了注意身体保健外,老年女性平时还要注意锻炼脑功能,了解有关老年痴呆防治的基本知识,避免发生老年痴呆。适当参加户外活动,锻炼身体,保持身心愉悦。

第四章

雌激素是女性的生命之泉

18 女性健康——雌激素功不可没

雌激素是维持女性特征的主要激素,卵巢是分泌雌激素的主要器官;此外,肾上腺也能分泌少量雌激素。卵巢分泌的雌激素主要是雌二醇,其生物活性很强,分泌入血液中的雌二醇在肝内代谢并被灭活,成为活性较小的雌酮和雌三醇,并与葡萄糖醛酸或硫酸结合,由尿排出体外。女性在儿童期时,血中雌激素水平很低,随着年龄的增长,青春期早期女性的下丘脑—垂体分泌功能被激活,卵巢内卵泡开始逐渐发育,分泌雌激素,使血中雌激素水平逐渐升高,渐渐达到成人水平。雌激素刺激女性第二性征如乳腺、外阴的发育,促进生殖器官如阴道、子宫、输卵管和卵巢本身的生长和发育,同时作用于子宫内膜,使其增生而产生月经。

雌激素除了与女性的生殖系统生长、发育及功能密切相关外，体内很多组织器官都有雌激素作用的靶点，如神经系统、心血管系统、骨骼、泌尿系统及皮肤等。这些系统或组织都受到雌激素的作用，如在女孩发育成熟的过程中和育龄期女性均需要雌激素的作用以维持健康。然而，人类出生、生长、发育、成熟后逐步衰老直至死亡，是不可抗拒的自然规律，在人类从成熟走向衰退的过程中，女性卵巢功能也会逐渐衰退，卵巢分泌雌激素的功能也渐渐下降。一般来说，女性从35岁起卵巢功能开始走下坡路，这时候临床表现还不明显，只是雌激素水平出现一些波动，但是到了更年期，雌激素水平下降速度增加，到完全绝经后雌激素水平会非常低，接着月经及生育功能会随之消失。当女性45岁以后，由于体内雌激素分泌减少，会出现一系列更年期症状，如以自主神经系统功能失调为主的更年期综合征及绝经后骨质疏松症，严重影响女性的生活质量，值得重视。所以，雌激素与女性健康关系密切。

19 雌激素对女性有哪些作用？

雌激素主要有以下生理作用。

（1）对女性第二性征的影响：雌激素具有刺激乳腺增生，乳头、乳晕颜色变深并维持乳房的发育；促进皮下脂肪富集，体态丰满；促使音调变高和毛发分布呈女性特征；同时还有维持性欲等功能。

（2）对女性生殖器官的作用：雌激素具有促使青春期女性内生殖器官如阴道、子宫、输卵管等发育成熟的功能。雌激素可刺激外生殖器发育，使大小阴唇丰满、色素沉着、弹性增加。雌激素还可使阴道黏膜上皮细胞的糖原增加，阴道内呈酸性环境（pH 值为 4～5），有利于阴道乳酸菌的生长，不利于其他细菌生长繁殖，故可增加阴道的局部抵抗力；雌激素还能刺激阴道上皮细胞分化，使上皮细胞增生和发生角质化脱落，雌激素水平越高，阴道上皮细胞角化程度也越高，随着雌激素水平的变化，阴道黏膜细胞也发生相应的变化，故临床上检查阴道涂片可以了解雌激素的分泌状态。雌激素还可促进输卵管的蠕动，以利于受精卵向子宫内运行；在月经周期与妊娠期间，雌激素能促进子宫肌层增厚、子宫内膜增生、腺体增多变长、子宫颈腺体分泌增加，这些变化均有利于精子的通过；雌激素还与孕激素相配合，调节正常月经周期及维持正常妊娠。

（3）对机体代谢功能的影响：雌激素能促进肾小管对钠的重吸收，同时增加肾小管对抗利尿素的敏感性，故具有保钠、保水的生理作用，使体内水和钠潴留，有些女性月经期前出现水肿就可能与此有关；此外，雌激素对女性血脂有调节作用，可降低胆固醇水平，对动脉粥样硬化有一定缓解作用；雌激素还有促进肌肉蛋白质合成、促进骨钙的沉积以维持骨量、促进女性青春期发育与成长的作用。

20 雌激素与月经有关系吗？

月经周期指女性生理上的循环周期，育龄期女性每一个月左右，子宫内膜会发生一次自主增厚（包括子宫内膜血管增生、腺体生长分泌）及子宫内膜崩溃脱落并伴随出血（月经），呈周期性。正常月经周期是通过下丘脑、垂体和卵巢三者分泌的生殖激素之间的相互作用来调节的，其中雌激素与月经发生的关系最密切。

雌激素在月经周期中的变化及作用：①女性到青春期后，在下丘脑促性腺激素释放激素（GnRH）的控制下，垂体分泌卵泡刺激素（FSH）和黄体生成素（LH），促使卵巢内卵泡发育成熟，随着卵泡的发育，卵巢开始分泌雌激素。在雌激素的作用下，子宫内膜发生增生期变化，使子宫内膜增厚。②卵泡渐趋成熟，雌激素的分泌也逐渐增加，当达到一定浓度时，又通过对下丘脑、垂体的正反馈作用，促进垂体增加 FSH 及 LH 的分泌，且以增加 LH 分泌更明显，形成 LH 释放高峰，引起成熟的卵泡排卵。③在 LH 的作用下，排卵后的卵泡分泌雌激素和孕激素。子宫内膜在孕激素的作用下,加速生长且功能分化,转变为分泌期的子宫内膜。④由于黄体分泌大量雌激素和孕激素,血中这2种激素的浓度增加,通过负反馈作用抑制下丘脑和垂体,使垂体分泌的FSH和LH减少,黄体随之萎缩,因而孕激素和雌激素水平也迅速下降,子宫内膜骤然失去这2种性激素的支持,便崩溃出血,子宫内膜脱落而形成月经。

女性若下丘脑、垂体、卵巢或子宫的任一部位发生疾病,或雌激素分泌不足及无雌激素分泌使子宫内膜增生与变厚,均可能没有月经的来潮。一般说来,女性年龄超过14岁,外阴及乳房等第二性征尚未发育,或年龄超过16岁,第二性征已发育,月经还未来潮,应及时到医院就诊并接受相应的治疗。

21 卵巢雌激素的分泌受什么调节?

卵巢分泌的雌激素维持女性的健康和美貌,它的分泌受到下丘脑—垂体轴的精细调节,因此,下丘脑—垂体—卵巢轴又被称为女性的内分泌轴。此为一个完整且协调的神经内分泌系统,它的每个环节均有其独特的神经内分泌功能,互相调节、互相影响,其主要生理功能是控制女性发育、维持正常月经和性功能。此外,下丘

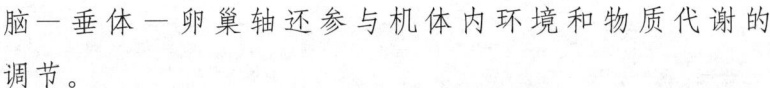

第四章 雌激素是女性的生命之泉

脑—垂体—卵巢轴还参与机体内环境和物质代谢的调节。

下丘脑的神经分泌细胞分泌卵泡刺激素释放激素（FSH-RH）与黄体生成素释放激素（LH-RH），两者可通过下丘脑与脑垂体之间的门脉系统进入垂体，垂体前叶在下丘脑所产生的激素的控制下，分泌FSH与LH，能刺激成熟卵泡排卵，促使排卵后的卵泡变成黄体，并分泌孕激素和雌激素。另外，卵巢分泌的雌激素和孕激素对下丘脑—垂体的分泌活动可产生反馈性调节，下丘脑的不同部位对性激素作用的反应性不同，使下丘脑兴奋、分泌激素增多的情况称为正反馈；反之，使下丘脑抑制、分泌激素减少的情况称为负反馈。当下丘脑因受卵巢性激素负反馈作用的影响而使释放激素分泌减少时，垂体的促性腺激素释放也相应减少；在卵巢性激素分泌减少时，解除了对下丘脑的抑制，下丘脑得以再度分泌相关释放激素，于是又开始下一个新的周期，如此反复循环，这也是女性每个月会有一次月经的原因。

如果女性的下丘脑和（或）垂体的任一部位出现疾病或发生调节异常，都会影响卵巢正常分泌雌激素，临床上也会发生月经异常或不孕等，女性可存在先天性的或后天发生的下丘脑—垂体—卵巢轴的异常。

22 谁为女性雌激素把脉？

雌激素是女性体内必不可少的激素，其与女性健康关系密切，从青春期到女性30岁，雌激素的水平会持续升高而达到一生中的最高值。随着年龄的增长，尤其在更年期之前，40～50岁，身体内的雌激素分泌开始减少，血中雌二醇的水平开始下降，到绝经期后月经停止，雌激素水平降到最低，此时身体的一些相关器官的功能也开始减退。

当出现以下情况时，可能提示女性体内的雌激素分泌不足或停止分泌。例如，心情及性格变化，易发脾气，总处于烦躁状态；间歇性出现潮红、出汗等；皮肤黯淡；骨量减少，出现骨质疏松的相关表现（身高缩短、驼背、出现腰酸背痛的症状，甚至发生骨质疏松性骨折）；性欲低下，阴道干燥，外阴瘙痒，性交疼痛等；记忆力明显下降、乏力；开始"发胖"，不仅仅是体重增加，更重要的是身体上的赘肉增加，尤其在下腹部，被称为"腹型肥胖"，对女性的健康影响较大。当出现相应的低雌激素症状时，可到医院就诊，在专科医生的指导下规范、合理地补充雌激素。

第五章
女性与男性的不同

23 女性与男性的性特征有什么区别？

女性和男性的外观包括形体和气质，这些都是有性别差异的，也就是不同的性别特征。男女生殖器的不同外形和构造特征称为第一性征，决定第一性征的是遗传物质——染色体。虽然出生时生殖器外观就决定了社会性别，但两性的性征发育主要在进入青春期后，女性卵巢发育与性激素分泌逐渐增加，外生殖器从幼稚型变为成人型；阴阜隆起有阴毛，大阴唇与小阴唇变大且有色素沉着，阴道长度及宽度增加，阴道黏膜变厚并出现皱襞，子宫增大，输卵管变粗，卵巢增大，内有发育不同阶段的、大小不同的卵泡。男性进入青春期后睾丸和阴囊增大，随着睾丸渐渐发育成熟，开始具备产生精子和雄激素的能力。

男女的不同区别主要是第二性征。男性体内主要由睾丸分泌的雄激素占优势，雄激素能促进体内蛋白质的合成，使人体各个系统向雄性化的方向发展，如男性骨骼粗壮、肌肉发达有力。雄激素作用下男性头发稠密，眉毛、腋毛、腹毛、阴毛生长旺盛，皮肤发育增生而富有色素，汗腺和皮脂腺发育旺盛，分泌物增多。另外，青春期男性由于雄激素水平较高，因而出现面部痤疮。雄激素作用于唇周围和颜面部，表面长出稠密的胡须，也是男性特有的性征之一。雄激素作用于喉结，可使喉结明显突出、声音变粗钝等。女性在雌激素的作用下表现为音调变高，乳房丰满而隆起，骨盆横径发育大于前后径，胸、肩部皮下脂肪增多，显现出女性特有的体态。女性体内也有少量雄激素，作用同样很重要，除了在蛋白质合成、造血等方面发挥重要的生理作用外，女性的性毛——阴毛及腋毛分布也与雄激素相关。青春期女性由于卵巢功能尚不稳定，机体生长活跃，雄激素水平也偏高，也易出现面部痤疮。综上所述，女性与男性的个体性征与性激素密切相关。

24 女性与男性的内分泌特点有什么不同？

由于遗传物质——染色体的差异，使得人类出生时就被分为男性和女性。但是男性与女性差别的真正奥秘在于其物质基础——内分泌的差异,尤其重要的就是性激素,即雌激素与雄激素的差异。雄激素与雌激素的结构相似,都含有一个类似胆固醇的骨架,故都被称为类固醇激素或甾体激素。

性激素不仅在性发育上有重要的生理作用,对每个人的全身发育和生理功能也有重要影响。雄激素能够加速机体各种蛋白质的合成,提高免疫力,促使肌肉发达、身体健壮。雄激素也是激发男性与女性性欲的主要物质。男性体内也能分泌少量的雌激素,雌激素是在肝中被灭活而失去作用的,男性肝病患者由于雌激素的灭活作用降低,可出现乳房异常发育。女性的卵巢分泌雌激素、孕激素,也可分泌少量的雄激素。雌激素可以刺激女性生殖系统的发育、成熟,并刺激和维持女性第二性征,同时在生育和泌乳方面具有不可替代的功能。而雄激素则在女性生长发育、造血、性毛分布、运动才能等方面有重要作用。因此,在体内性激素方面,男性既有雄激素(睾酮),也有雌激素;女性既有雌激素,也有雄激素。虽然两性所具有的性激素只是量和比例的不同,但其却可造成两性生理功能和心理行为方面的显著差异。

25 性激素异常对人体健康有什么影响？

性激素的主要来源是性腺（女性为卵巢、男性为睾丸）及肾上腺皮质，由乙酸盐或胆固醇合成性激素，它们的合成途径基本相似。如果在各年龄段两性的性激素分泌紊乱则会诱发相应疾病。胎儿期或是出生时，性激素紊乱就可能导致两性畸形的发生，即男女分辨不清；青春期，雄激素分泌过剩常易导致痤疮、脂溢性皮炎；成年期，雄激素分泌过剩常易导致高血压、冠心病、糖尿病、脱发、老年期痴呆等。女性雌激素分泌过剩与乳腺增生性疾病和子宫内膜增生性疾病有关，而男性前列腺增生及其肿瘤也与体内雌、雄激素比例异常相关。两性的性腺功能衰退均可导致性激素分泌下降，进而可出现更年期表现，身体各器官功能减退，引起易疲劳、睡眠减少、情绪波动、眼睛老花、听力减弱、性欲减退、记忆力下降、生活与工作力不从心的感觉等。

可见，两性的生理差异不过是不同性激素长期作用的结果而已，而维持性激素的平稳状态则与每个个体健康与否息息相关。

26 为什么女性与男性的思维方式不同？

社会交往中，男性与女性会时常觉得对方无法沟通，这都归因于大脑的"性别"，即"男性脑"与"女性脑"间存在的差别。

首先，男性和女性大脑的最大区别主要是大脑皮质的构造不同。男性大脑的脑容量虽然比女性大脑多约10%，但男性大脑神经细胞间的彼此联系却少于女性大脑。女性大脑中负责连接左右大脑的胼胝体比男性大脑的胼胝体大。由于男性大脑与女性大脑这种基础结构上的差异，所以在遇到问题时，男性大脑中每次只会呈现一个思维在大脑的"屏幕"上。而女性大脑则会几个区域同时"发言"，会有多个思维同时呈现在大脑的"屏幕"上，这就使女性在遇到问题时需要同时处理多种信息，使女性的注意力、记忆力甚至情绪受到影响。这也是女性为何容易抑郁、焦虑的原因。

其次，左右脑的工作也有性别侧重。有一种说法：男性大脑＝左脑，女性大脑＝右脑。人类的左右脑功能各不相同，右脑好奇心旺盛且极富创造力；左脑则是遵从自己一贯的原则，且具有立体功能。男性的大脑是在适应狩猎的活动中逐渐发达起来，练就了空间和方向认知能力，故男性比女性方向感强。但男性的语言表达能力和理解能力远逊于女性。

最后，从神经科学的角度出发，大脑的活动有利于神经细胞突触结构的塑造，突触结构通过锻炼得以增强和修建。而现代女性所承担的社会责任，也要求她是一个事业、家庭兼顾的现代女性。与男性相比，女性角色的多样化要求，使她们的大脑比男性大脑神经细胞更容易发生突触结构的增强和修建，进而影响女性的大脑结构和女性的心理行为。虽然大脑有男女之别，但社会需要女性与男性共同和谐生活，互相理解和各尽所长，这也正是男女和睦相处之道。

第六章
月经周期的变化与调节

27 月经失调是怎么回事？

评价女性月经是否正常，从以下4个要素来考虑：①周期规律性，近1年周期长度的变异短于7天。②周期频率，21~35（28±7）天。③经期长度，3~7天。④经期出血量，5~80 ml。如果女性月经在上述4个方面有异常，通常被认为月经失调，俗称月经不调或月经紊乱。

月经失调主要包括：①月经稀发，月经周期超过35天。②月经频发，月经周期短于21天。③月经过多，月经量多于80 ml。④月经过少，月经量少于5 ml。⑤月经周期不规则，月经周期时长时短，没有规律。⑥月经期间出血，在2次正常量月经之间的少量出血。⑦痛经，在月经来潮前几天或月经期或月经已干净后出现下腹部或腰骶部疼痛，疼痛的轻重程度不同，严重者可因剧痛而昏厥。⑧闭经，年龄超过16周岁且尚未月经来潮，或已行经而又月经中断超过6个月以上者。⑨经前期紧张综合征，在经前出现的一系列不适症状。月经失调的表现多种多样，可使女性发生不孕、贫血等许多不良后果，一旦出现月经失调的症状，应及时去医院进行检查，找出病因进行治疗，以免耽误病情或造成更大的危害。

28 月经失调应该考虑哪些原因？

月经失调通常指各种原因引起的女性月经改变，包括初潮年龄的提前、延后及月经的周期、持续时间、月经频率与经量的变化。月经失调是妇科内分泌疾病最常见的症状之一，女性偶尔一两次的月经失调一般不足为怪，但若长期（持续时间超过3个月）出现，"该来不来、该走不走（干净）"，则要引起重视，应及时就医，寻找病因。其常见的病因有以下几种。

（1）神经内分泌功能失调：主要是下丘脑－垂体－卵巢轴的功能不稳定或缺陷，为最常见的月经失调的原因，尤其发生于青春期及更年期女性。青春期女性经常发生月经周期紊乱，往往是由于其下丘脑－垂体－卵巢轴功能发育不成熟所致；更年期女性月经失调的发生原因可能为卵巢功能减退、黄体功能不全等,其他内分泌功能失调如甲状腺功能异常、肾上腺皮质功能异常、糖尿病、席汉综合征等,使用内分泌药物也可能发生月经失调。

(2)器质性病变或药物等:包括生殖器官局部的炎症、肿瘤及发育异常、营养不良等,颅内疾病,肝疾病,甲状腺病变,血液系统疾病等;使用治疗精神障碍的相关药物,也可引起月经失调。

(3)各种不良生活习惯:许多女性发生月经失调,只是从妇科疾病去考虑,而忽视了生活因素。殊不知,许多女性往往没意识到的不良习惯,都可能是导致月经失调的罪魁祸首。①压力,育龄期女性如果长期处于压力下,会抑制垂体的功能,使卵巢不排卵,月经会出现紊乱;同样,长期的心情压抑、生闷气或情绪不佳,也会影响到月经。②经期受寒,会使盆腔内的血管收缩,导致卵巢功能紊乱,引起月经量过少,甚至闭经。③贪凉,从中医学角度分析,气血两虚、肾虚和气滞血瘀者,如果情绪波动、环境改变、过度劳累、过度节食、生活作息不规律等,尤其是在经期及经前期过食生冷或受到寒冷刺激,均会使盆腔内的血管收缩,导致月经量减少,颜色发黑,甚至闭经。④电磁波,各种家用电器和电子设备在使用过程中均会产生电磁波,长期作用于人体,会对女性的内分泌和生殖功能产生影响,导致内分泌紊乱,月经失调。⑤滥用药物:滥用或经常大量使用抗生素,降低人体自身的抵抗力,导致机体功能障碍,引起月经失调、不排卵、闭经。⑥吸烟:烟草中的尼古丁能降低性激素的分泌量,干扰月经的生理过程,引起月经失调。

29 月经失调应该进行哪些相关检查?

月经失调是女性日常生活中常见的一种病症,指月经周期、经期及经量等发生异常变化。长期的月经失调对女性来说危害较大,可对身心造成一定的影响。当女性发现自己月经失调时,应尽早去正规医院就诊,做相关检查以查明原因,以免延误和加重病情。

(1) 详细询问病史,查找可能的病因,患者要准确、全面地提供病史资料。

(2) 进行全面的体格检查,了解有无严重的全身性疾病。

(3) 盆腔检查,初步了解生殖器官有无畸形、肿瘤或炎症等。

(4) 辅助检查:①B超检查,可以直接观察子宫、卵巢及盆腔情况,经阴道超声检查对鉴别诊断有重要价值。②细胞学检查,子宫颈细胞学检查可排除子宫颈的恶性病变。③子宫内膜活组织检查，刮宫取子宫内膜并送病理检查，适用于经量过多或经期延长的中年患者，一方面可用来止血，另一方面也可以确定子宫内膜病变的性质。④内分泌测定，可以测定垂体促性腺激素、泌乳素及卵巢、甲状腺、肾上腺皮质分泌的激素，如雌二醇、睾酮、孕激素等。⑤X线检查、子宫碘油造影，可了解子宫腔情况，有无畸形或有无黏膜下肌瘤或息肉，蝶鞍正侧位断层可了解有无垂体肿瘤。⑥子宫腔镜检查，目前已成为鉴别异常子宫出血原因不可缺少的手段之一。⑦血绒毛膜促性腺激素（human chorionic gonadotropin，hCG），排除妊娠。

30 月经周期是如何随年龄发生改变的？

女性一生中月经周期会随着年龄变化发生相应改变，具体来说，按照青春期、育龄期、绝经过渡期，其月经周期变化情况如下。

（1）青春期：女性月经初潮后，在1~2年内月经可能没有较为稳定的周期，有时10~15天来1次，有时2~3个月不来，经量也时多时少，这是由于月经初潮来临并不代表调整月经的神经内分泌系统——下丘脑—垂体—卵巢轴已完全发育成熟。青春期女性月经初潮1年内，80%的月经是无排卵月经，初潮后1～3年内无排卵也属正常。

（2）育龄期：这个时期的女性内分泌功能较稳定，月经通常较规律，多数女性有正常的月经周期、经期和经量。但也有部分女性表现为月经周期、经期或经量的改变，较常出现的情况是月经周期的变化，可能因内、外环境因素刺激，如劳累、应激、流产、手术或疾病等引起，也可因肥胖、多囊卵巢综合征、高泌乳素血症等因素引起持续性无排卵所致。

（3）绝经过渡期：这个时期女性的月经周期、经期及经量开始发生变化，表现为月经周期紊乱，经期长短不一，经量不定或增多，甚至发生较严重的异常子宫出血。此时女性卵泡储备低，对垂体分泌的促性腺激素的敏感性也降低，或下丘脑—垂体对性激素正反馈调节的反应性降低，因而可先出现黄体功能不足，间断或不规则排卵，可表现为体内孕激素分泌减少，最终排卵停止而闭经。

31 更年期女性月经失调有哪些表现？

女性步入更年期，会发生一系列的生理变化，特别明显的是月经失调，即月经失去规律性，周期长短不

第六章 月经周期的变化与调节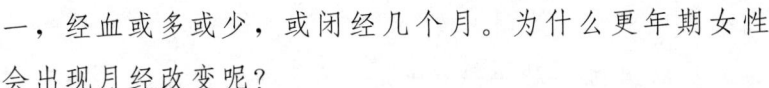

一,经血或多或少,或闭经几个月。为什么更年期女性会出现月经改变呢?

随着年龄的增长,女性一般在 40 岁左右进入更年期,此时卵巢功能由不稳定到衰退,由平衡到失调,首先是黄体功能呈进行性衰退,卵泡发育到一定程度,就会自行萎缩,不再排卵;无黄体形成,表现为生育功能的减退及逐渐衰竭。一般从卵巢功能衰退至月经停止,月经变化的情况有 3 种。

(1) 月经周期紊乱:月经周期间隔时间延长,由原来正常的每月 1 次月经来潮,变为 2~3 个月或更长时间月经来潮 1 次,但也有人月经周期缩短;随着月经间隔时间逐渐延长至 4~5 个月或半年才行经 1 次,之后则完全停止。

(2) 经量改变:部分更年期女性表现为经量减少,也有一部分女性表现为停经一段时间后,发生子宫出血,持续 2~4 周。经量多少、持续时间长短与雌激素作用持续时间及撤退速度有关。

(3) 经期异常:从正常的月经周期变为不定期的子宫出血,有时经期延长或变为持续性出血、淋漓不断,1~2 个月不止。有时也会有大量子宫出血,女性可出现面色萎黄、全身乏力、心慌、气短,严重者血红蛋白可明显降低,甚至出现贫血。也有的女性会出现反复子宫出血。更年期女性一般经过数年,月经完全停止。如果再次出现出血,此时医生要进行详细检查,首先排除肿瘤引起的出血,对年龄在 40 岁以上的女性,应进行全面检查,或进行子宫内膜活体组织检查。排除肿瘤后,再按照更年期月经失调进行治疗,绝经前的月经周期紊乱是最常见的。

(4) 突然绝经:少数女性过去月经周期及经期一直正常,突然出现绝经;也有的女性周期正常,仅有几次经量逐渐减少,之后月经突然停止。

绝经的诊断通常需要事后回顾才能确定,无月经的情况至少持续 12 个月才能确诊。

32 更年期女性的月经失调需要治疗吗?

女性绝经是一个逐渐变化的生理过程,月经开始出现不规律、提前或推后,经量也会时多时少,经过数年过渡,直至绝经。一般在绝经前最后几个周期多数是无排卵月经,不仅不规律,出血量也很大,出血时间较长,不少女性常因此而发生贫血,此为临床上困扰更年期女性的一大病症。值得提醒的是,处于绝经过渡期的女性,器质性病变的发生风险要比青春期女性高很多,一旦发生绝经过渡期出血,应首先排除器质性病变,如子宫肌瘤、子宫内膜癌或癌前病变、子宫内膜息肉等,在排除器质性病变和恶性肿瘤后，才可认为是真正的"更年期月经失调"。

诊断还要进行相关检查，除了详细询问病史外，要看子宫是否增大、有无异位结节等，阴道超声检查可以协助了解有无器质性病变，诊断性刮宫可以排除子宫内膜的器质性病变，子宫内膜病理检查对绝经过渡期十分重要。

绝经过渡期无排卵子宫出血可采用黄体酮制剂进行撤退性出血治疗，以达到止血目的；也可采用刮宫进行止血，刮宫的同时还能对子宫内膜进行病理分析，但不主张反复、经常使用；还可用高效合成孕激素治疗子宫内膜萎缩，达到止血目的，部分女性可以采取手术治疗。

绝经过渡期的保健应注意以下几点。

（1）加强卫生宣传教育，对于绝经后出血、更年期月经失调，应注意排除恶性病变的可能。

（2）注意随着天气变化加减衣服、被褥，避免过冷、过热引起机体内分泌紊乱而致经期延长、出血增多。

（3）加强膳食调节，增加富含蛋白质、铁和维生素的食物，如肉、蛋、奶、新鲜蔬菜和水果等。合理膳食既有利于改善机体代谢，增强体质，又有利于减轻贫血程度。

（4）保持规律的生活方式，做到有张有弛，避免过度劳累。注意情绪调节，避免过度紧张和精神刺激。家人应注意绝经过渡期女性的情绪变化，与其多沟通，了解其内心世界的变化，帮助其释放不良情绪，以使其保持相对稳定的精神和心理状态。

（5）如果同时出现潮热、多汗、情绪波动、睡眠障碍，在明确是更年期无排卵月经失调后，可采用雌激素、孕激素周期序贯治疗，既可控制月经失调，也可以缓解低雌激素相关的症状。

第七章

卵巢功能的衰退

33 女性一生各阶段妇科内分泌有什么特点？

女性的一生从在妈妈肚子里开始,到呱呱坠地的新生儿、发育之前纯真的孩童,到"小荷才露尖尖角"的青春少女、充满女性魅力的成熟女人,再到"多事之秋"的更年期、垂垂老矣但风韵犹存的老妇,不同阶段可谓各有特色。可以说,女性妇科内分泌的不同变化是每个阶段差异的根源所在。从医学的角度,可以将女性的一生分为胎儿期、新生儿期、儿童期、青春期、性成熟期、绝经过渡期、绝经后期7个不同阶段。

(1) 胎儿期:指在妈妈肚子里的阶段,从形成受精卵直至出生,平均为266天。受精后在女性胚胎发育的8~10周,性腺组织就出现了卵巢结构,但没有内分泌功能。

(2) 新生儿期：指出生的最初 4 周内。这时性腺无功能。

(3) 儿童期：指新生儿期以后至 12 岁左右。8 岁以前称为儿童早期，性腺轴处于抑制状态，体内雌激素水平低，内、外生殖器官处于幼稚状态；8 岁以后进入儿童后期，青春发育开始启动，从肾上腺功能出现开始，性腺轴逐渐开始活动，卵巢内卵泡初步发育并开始分泌少量性激素，但并不成熟，不能形成排卵。

(4) 青春期：指从月经来潮至生殖器官发育成熟的时期，此时期全身及生殖器官迅速发育，性功能日趋成熟，第二性征明显，乳房丰满凸起，乳头增大，乳晕加深，阴阜出现阴毛，腋窝出现腋毛，脂肪分布于胸、肩及臀部，呈现出女性特有的体表外形，标志性的事件是月经初潮。世界卫生组织将青春期定为 10~19 岁。

(5) 性成熟期：卵巢功能成熟并有周期性激素分泌及排卵的时期称为性成熟期，一般自 18 岁左右开始，历时约 30 年，身体各部分发育成熟，出现周期性的排卵及月经，并具有生育能力。此阶段是女性生育功能最旺盛的时期，也称生育期。

(6) 绝经过渡期：指卵巢功能开始衰退到最后一次月经的时期，一般发生于 45~55 岁。在此期间，卵巢功能由活跃转入衰退，导致月经逐渐变得不规律，直至月经永久性停止，称为绝经。中国女性平均绝经年龄在 50 岁左右。在绝经过渡期及绝经后早期常发生潮热、出汗、情绪易激动、心悸和失眠等症状，即"更年期综合征"。

（7）绝经后期：绝经后期为最后一次月经直至生命终止。在早期阶段，卵巢虽然停止分泌雌激素，但仍能分泌少量雄激素。女性 60 岁以后机体逐渐老化，进入老年期。

34 目前女性生殖衰老的公认标准是什么？分为哪几个阶段？

女性生殖衰老是一个连续的过程。对女性生殖衰老的分期已有若干方法，最被普遍接受的是生殖衰老协作组（Stages of Reproductive Aging Workshop，STRAW）分期。该分期系统将女性从有生殖能力至生命终结之间的生命阶段，按照生殖内分泌改变的特点分为 3 期（生育期、绝经过渡期、绝经后期）、7 阶段（生育早期、生育峰期、生育晚期、绝经过渡早期、绝经过渡晚期、绝经后早期及绝经后晚期）。2011 年，在此基础上又形成了新的 STRAW＋10 分期，虽然总体上还是分为 3 期 7 阶段，但又新增了一些亚阶段，如生育晚期（－3）又细分为－3b 和－3a，绝经后早期（＋1）又细分为+1a、+1b和+1c。该分期系统以月经周期为评价的主要标准，以内分泌指标——卵泡刺激素（FSH）、抗苗勒管激素（anti-mullerian hormone，AMH）、抑制素B和窦卵泡数目为支持标准，绝经相关症状作为描述性特征。

35 有哪些指标可以帮助判断卵巢功能衰退？

卵巢功能的评价指标主要有年龄、内分泌激素水平、超声检查、刺激试验等。

（1）年龄：随着年龄的增长，卵母细胞数目和质量都下降，卵巢储备功能下降。年龄是判断卵巢功能最重要的指标。一般认为，女性在37岁以后，卵巢功能会加速下降。

（2）内分泌激素水平：内分泌激素测定指标主要有FSH、AMH、抑制素B等。卵巢功能衰退比较可靠的内分泌指标是FSH水平升高、抑制素B分泌减少、AMH水平降低。FSH和抑制素B在月经周期不同时间检测数值的差异很大，为反映卵巢储备功能，应在早卵泡期检测。AMH不受月经周期的影响。上述这些激素的变化在卵巢功能衰退过程中常有波动，单次检测结果正常并不能排除卵巢功能衰退，常需要动态检测，并需要结合多项指标判读。虽然从育龄期到绝经后期,雌二醇水平总体趋势是从高水平到低水平,但在卵巢功能开始衰退的最初阶段,FSH 水平还没有明显改变时,雌二醇会轻度升高,也就是说在这个阶段雌二醇升高反而说明卵巢功能开始衰退了。总体上,在卵巢功能衰退的过程中,雌二醇水平波动程度很大,甚至在绝经过渡期可能并不低,故单一的雌二醇检测值本身并不宜作为卵巢功能判读的标准。

(3) 超声检查:卵巢大小、窦卵泡数目、卵巢间质血流等均可在一定程度上反映卵巢功能,其中窦卵泡数目较为可靠,窦卵泡数目减少预示着卵巢功能衰退。超声检查无创且较准确,但需要由经过培训的超声医生仔细测量。

(4) 刺激试验:包括氯米芬兴奋试验、外源性 FSH 刺激试验、促性腺激素释放激素激动药刺激试验等,但其在临床应用有一定局限性。

36 更年期月经周期、经期、经量都可能发生变化,哪一个变化更可靠地提示生殖衰老?

虽然在生殖衰老的过程中,构成月经的几个重要元素(月经周期、经期、经量)都可能发生变化,但目前的研究表明,月经周期长度的变化能更可靠地提示生殖衰老。

虽然有很多的女性在40岁以后发生经量减少，但也有一些女性会出现经量增多，甚至贫血。由于经量的影响因素太多，如刮宫手术史可能造成经量减少，子宫内膜息肉、子宫肌瘤、子宫腺肌病等可能引起经量过多，而且经量不容易定量，每位女性的主观标准差异太大。因此，经量不能作为提示生殖衰老的可靠指标。经期的影响因素也是类似。

月经周期长度从初潮至绝经之间长达数十年内的变化规律具有普遍性，与生殖衰老进程的阶段性联系密切，在绝大多数情况下，月经周期长度的改变体现了卵巢功能状态。当生育晚期月经周期长度轻微改变时，抑制素B、FSH水平就有了明显改变，与卵泡数目减少的过程一致，与生育力下降（生殖衰老）的过程一致。所以在生殖衰老的过程中，相对于经期长度和经量的变化，月经周期长度的变化可以更可靠地提示生殖衰老。在STRAW分期中，也将月经周期的变化作为生殖衰老的主要标准。

37 生育晚期的标志是什么？

生育晚期是生育力开始下降的阶段，作为主要标志的月经周期长度可以不变或轻微变化。在 STRAW+10 分期中，除了月经周期主要标准和原有的 FSH 支持标准外，在生育晚期（−3期）又加入了新的生物学标志（AMH、抑制素 B、窦卵泡数目及其定性标准）作为新支持标准，将生育晚期（−3期）又细分为−3b 期和−3a 期 2 个亚期。−3b 期的月经周期依然规律，周期长度或早卵泡期 FSH 水平还没有变化，但是 AMH 水平下降，窦卵泡数目减少，抑制素 B 水平可能降低；−3a 期的月经周期有些细微改变，周期变短，尤其卵泡期变短；早卵泡期 FSH 水平升高，可变性增大，其他标志物均降低。

38 什么是绝经过渡期？怎样区分绝经过渡期早期和绝经过渡期晚期？

绝经过渡期指卵巢功能开始衰退到最后一次月经的时期，是由生育期走向绝经的一个过渡时期，是从临床特征、内分泌学及生物学上开始出现绝经趋势的迹象直至最后一次月经的时期。在此期间，卵巢功能由活跃转入衰退，排卵变得不规律，导致月经渐趋不规律，常为无排卵性月经。最终由于卵巢内卵泡自然耗竭，对垂体促性腺激素丧失反应，导致卵巢衰竭，月经永久性停止，称为绝经。绝经过渡期的起点是 40

岁以上的女性，在 10 个月内发生 2 次相邻月经周期长度≥7 天的变化。绝经过渡期晚期的标志是月经周期长度超过 2 个月，也就是大众常说的"跳过 1 个月经周期"。即从 10 个月内发生 2 次相邻月经周期长度的变化≥7 天到月经周期长度不超过 60 天属于绝经过渡期早期，从月经周期长度超过 2 个月到正式绝经属于绝经过渡期晚期。

39 绝经后期又细分为哪几个阶段？各自有什么特点？

根据 STRAW＋10 分期，绝经后期分为绝经后早期（＋1 期）和绝经后晚期（＋2 期）。

绝经后早期（＋1 期）：FSH 水平持续升高，雌二醇水平持续降低，在绝经后 2 年内基本稳定，然后维持。此期又细分为 3 个亚期：＋1a 期、＋1b 期和＋1c 期。＋1a 期指从人生中的最后一次月经到停经 12 个月，实际上是用来帮助判断是否绝经的。只有在末次月经后 12 个月不再有月经来潮，才可以从临床上确定绝经。＋1a 期也意味着围绝经期的结束。＋1b 期为＋1a 期后的 1 年，这期间 FSH 水平和雌二醇水平还在快速变化。＋1a 期、＋1b 期最有可能出现潮热、出汗症状。＋1c 期为高 FSH 水平和低雌二醇水平的稳定阶段，一般持续 3〜

第七章 卵巢功能的衰退

6年。

绝经后晚期（+2期）：指绝经后早期终止到生命停止，随着寿命延长，这个阶段变得非常漫长。在这个阶段生殖内分泌变化很小，但躯体老化明显。绝经多年后，FSH水平可能逐步降低。

第八章
绝经的概念和判定

40 什么是绝经？

绝经指女性一生中的最后一次月经，是一个回顾性概念，由于没有明确的指标来预测最后一次月经，所以一般需要在最后一次月经12个月之后才能回顾性地确认。绝经的字面意思是指月经断绝，也就是说再没有月经来潮，但绝经的真正含义并非指月经的有无，而是指卵巢中的卵泡完全耗竭或接近完全耗竭，卵巢功能完全衰退。

41 闭经和绝经是一回事吗？

闭经和绝经是2个完全不同的概念。

第八章　绝经的概念和判定

闭经不是疾病诊断，而是妇产科临床中一种常见症状，通俗地讲，就是指不来月经。根据以前是否有过月经，可以分为原发性闭经和继发性闭经。原发性闭经指年龄超过16岁，第二性征已发育，但无月经来潮者；或年龄超过14岁，第二性征尚未发育且无月经来潮者。继发性闭经是指那些以前曾有过月经，但后来因某种原因而月经停止6个月以上，或原来月经稀发者按自身原来月经周期计算停经3个周期以上者。闭经的原因复杂多样，除了青春期前、妊娠期、哺乳期、绝经后等生理性的闭经外，其他多为病理性闭经。闭经的原因可能是卵巢性的，也可能是由子宫、垂体、下丘脑等其他器官病变引起的。

绝经是指月经永久不再来潮，其本质是卵巢功能衰退、生殖功能终止。可以说，绝经是一种特殊性的卵巢性闭经，通常发生在50岁左右。

42　切除子宫是人工绝经吗？

绝经是指因卵巢中的卵泡耗竭、卵巢衰竭而造成的月经不再来潮，其核心是卵巢功能衰退。人工绝经是指女性没有到绝经年龄，因为手术切除双侧卵巢，或因为放疗、化疗造成卵巢功能丧失后的月经终止，其核心是人为造成的卵巢功能丧失。因此，单纯切除子宫，保留至少一侧卵巢者，虽然不再来月经（因为没有子宫内膜），但由于仍然有卵巢功能，所以不是人工绝经。对于在自然绝经前切除子宫的女性，若要判断其卵巢功能是否已经停止，需要根据血中FSH、LH和雌二醇水平确定。

43 如何判断绝经？

对于有子宫的女性来说，需要在最后一次月经12个月后方能确认；对于无子宫的女性，需要根据血中FSH、LH和雌二醇水平确定卵巢是否已经衰竭，通常以FSH>40 U/L作为判读标准。通常绝经发生在50岁左右。

附　录

附录一　绝经门诊的就医流程

1. 绝经激素治疗的规范诊疗流程　见附图 1-1。

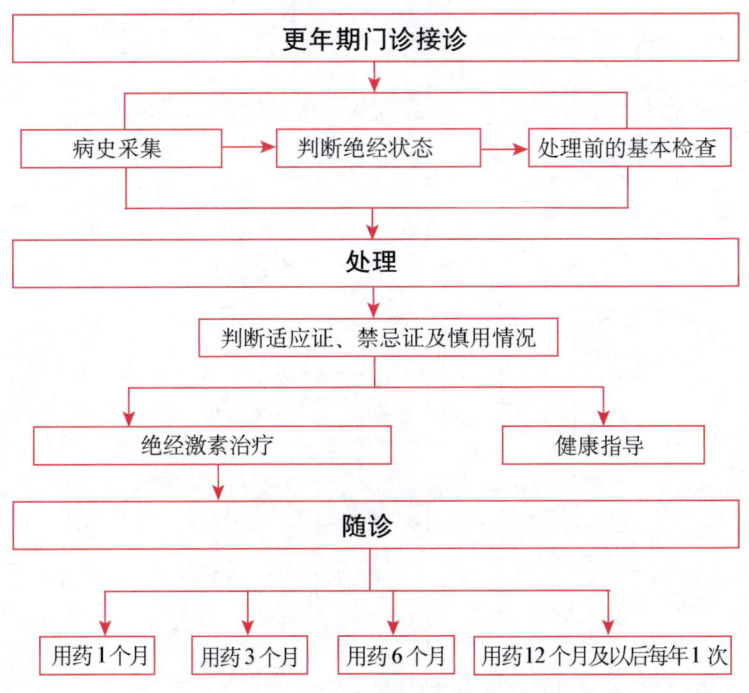

附图 1-1　绝经激素治疗的规范诊疗流程

2. 更年期门诊接诊流程　见附图1-2。

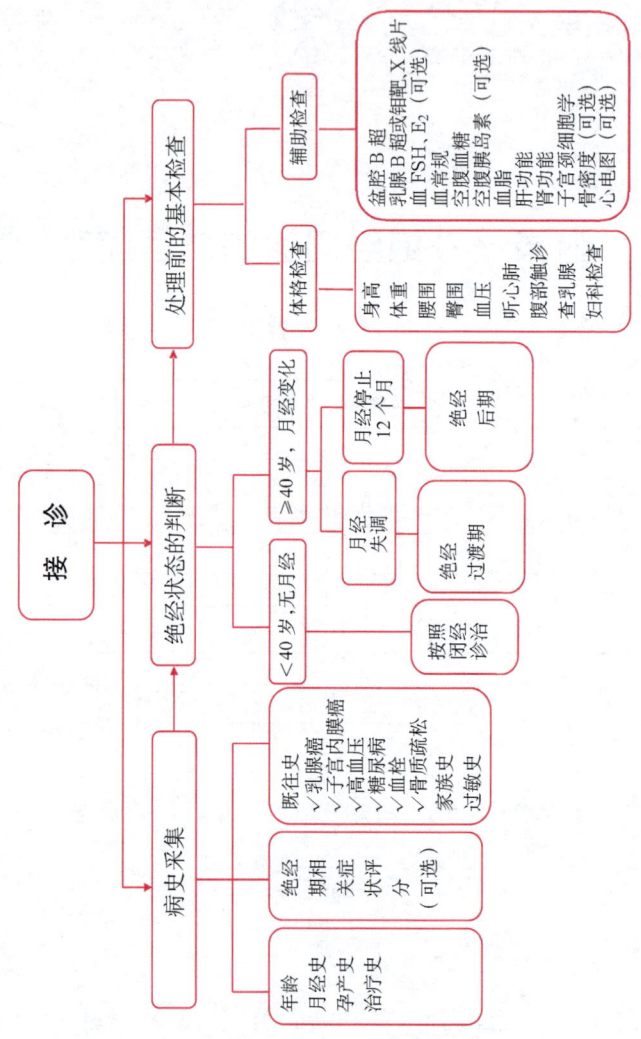

附图1-2　更年期门诊接诊流程

注：FSH. 卵泡刺激素；E_2. 雌二醇

3. 启动绝经激素治疗流程　见附图1-3。

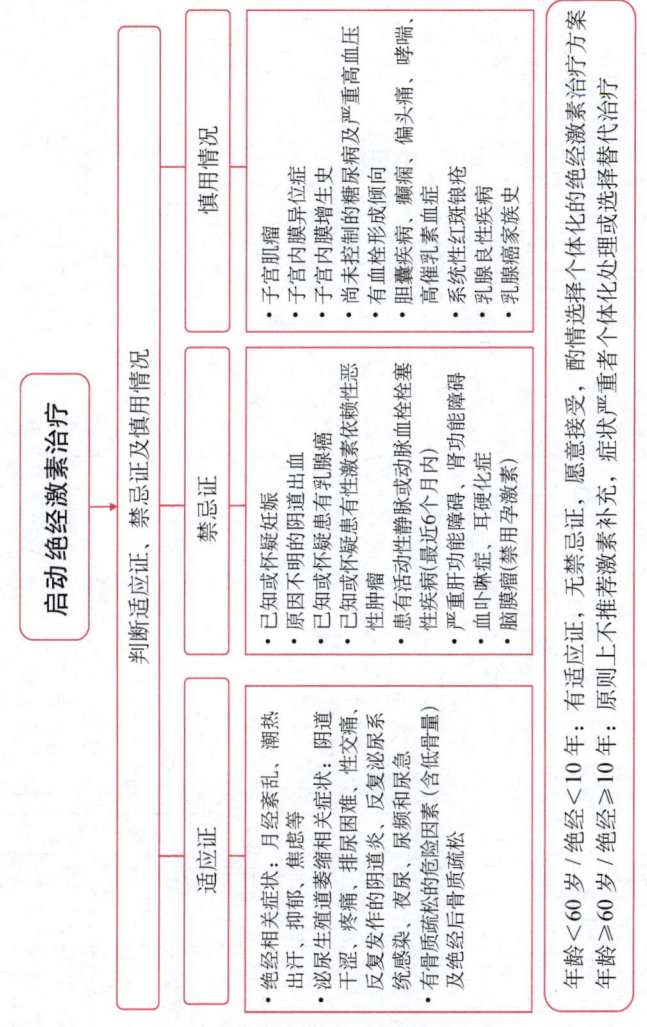

附图1-3　启动绝经激素治疗流程

4. 更年期门诊健康策略 见附图1-4。

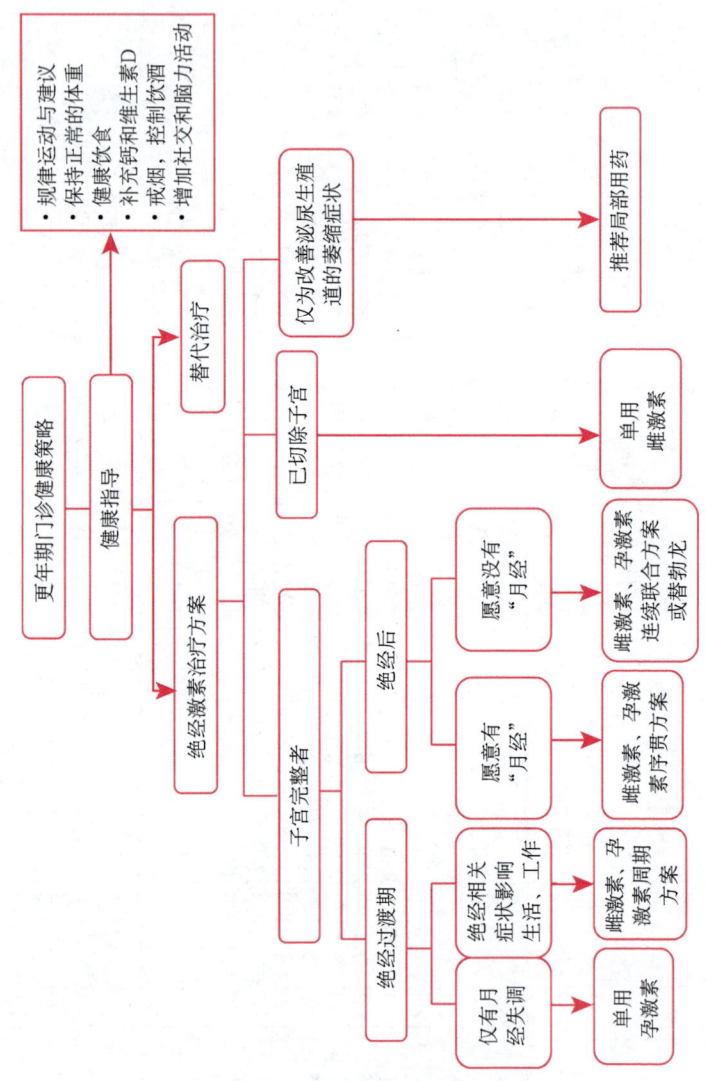

附图1-4　更年期门诊健康策略

5. 绝经激素治疗的随诊流程　见附图1-5。

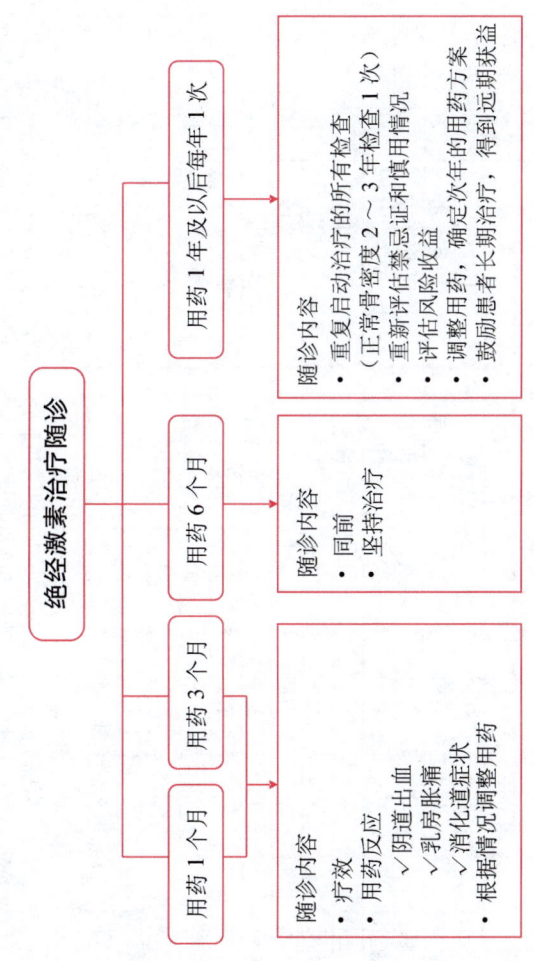

附图1-5　绝经激素治疗的随诊流程

6. 女性绝经期自测表（改良 Kupperman 评分）见附表1-1。

附表1-1 女性绝经期自测表（改良Kupperman评分）

症状	0	1	程度评分 2	3	加权系数	得分*
潮热出汗	无	<3次/天	3~9次/天	≥10次/天	4	
感觉异常	无	有时	常有冷、热、痛、麻等	经常而且严重	2	
失眠	无	有时	经常，用催眠药有效	影响工作生活	2	
情绪激动	无	有时	经常，能自控	经常，不能自控	2	
抑郁及疑心	无	有时	经常，能自控	失去生活信心	1	
眩晕	无	有时	经常，不影响生活	影响工作和生活	1	
疲乏	无	有时	上四楼困难	日常生活受限	1	
骨关节痛	无	有时	经常，不影响功能	功能障碍	1	
头痛	无	有时	经常，能忍受	需服药	1	
心悸	无	有时	经常，不影响工作	需治疗	1	
皮肤蚁走感	无	有时	经常，能忍受	需治疗	1	
泌尿系统感染	无	有时	>3次/年，能自愈	>3次/月，需治疗	2	
性生活状况	正常		性交痛	性欲丧失	2	
总分及评价	性欲下降		□正常 □轻度 □中度 □重度			

注：*.症状评分=加权系数×程度评分，总分>30为重度，16~30为中度，6~15为轻度，<6为正常，绝经相关激素补充治疗的规范诊疗流程.中华妇产科杂志，2013, 48 (2)：153

附录二 更年期保健的营养建议

一、更年期保健的营养食谱制定标准

1. 体重评价

（1）标准体重（kg）＝身高（cm）－105。

（2）判断现有体重是偏低还是超重：体重指数（BMI）＝体重（kg）/身高（m^2），见附表 2-1。

附表 2-1 BMI 评定标准（中国标准，kg/m^2）

等级	BMI 值
体重过低	＜18.4
正常值	18.5～23.9
超重	24.0～27.9
肥胖	≥28.0

2. 判断活动强度

（1）轻体力活动：以站立或少量走动为主的工作，如办公室人员等。

（2）中等体力活动：如教师、护士等。

（3）重体力活动：如职业舞蹈演员等。

3. 能量计算 根据体重情况和活动强度，确定相对应的单位能量值,即为每日所需总热量。中年女性每日能量供给量见附表 2-2。

附表 2-2 中年女性每日能量供给量（kcal/kg 理想体重）

体重	卧床休息	轻体力	中等体力	重体力
体重正常	15～20	30	35	40
超重或肥胖	15	20～25	25～30	30～35
体重过低	20～25	35	40	45～50

注：1kcal=4.184kJ

4. 确定主食量　主食即富含碳水化合物的食物,如大米、面粉、玉米等,是全天食物中热量的主要来源。可根据每日所需总热量来指导主食的摄入量。热量与主食量对应表见附表 2-3。

附表 2-3 热量与主食量对应表

每日所需热量（kcal）	每日建议主食量（g）
1200	约 150
1300	约 175
1400	约 200
1500	约 225
1600	约 250
1700	约 275
1800	约 300
1900	约 310
2000	约 325
2100	约 350
2200	约 375

5. 确定副食量 每日副食品种类与推荐摄入量见附表 2-4。

表附 2-4 每日副食品种类与推荐摄入量

副食品种类	推荐摄入量（g）
瘦肉	100～150
蛋类	1 个鸡蛋（以 1 周 3～5 个为好）
豆类及其制品	50～100
奶类及其制品	250
蔬菜	500
水果	200
油脂	<20

6. 不同食物中营养素含量 不同食物中营养素的含量见附表 2-5 至附表 2-7。

附表 2-5 部分食物膳食纤维含量（g/100 g）

食物	膳食纤维	食物	膳食纤维	食物	膳食纤维
茯苓	80.9	竹荪（干）	46.4	八角	43.0
松蘑（干）	35.1	红菇	31.6	麸皮	31.3
花椒	28.7	紫菜（干）	21.6	蘑菇（干）	21.0
花茶	17.7	枸杞子	16.9	菊花	15.9
大豆	15.5	红茶	14.8	玉米（干）	14.4
白扁豆	13.4	燕麦	13.2	青豆	12.6
小麦	10.8	酸枣	10.6	黑豆	10.2
大麦	9.9	芝麻	9.8	核桃	9.5
开心果	8.2	杏仁	8.0	花生	7.7
赤小豆	7.7	黄花菜	7.7	杂芸豆	6.8
小扁豆	6.5	荞麦	6.5	绿豆	6.4
黄米	4.4	高粱米	4.3	红枣	3.1
黑枣	2.6	菠菜	1.7	雪里蕻	1.6

附表 2-6　部分食物胆固醇含量（mg/100 g）

食物	胆固醇	食物	胆固醇	食物	胆固醇
猪脑	3100	牛脑	2670	鸡蛋黄	1705
鹅蛋	704	鸡蛋	585	鹌鹑蛋	515
鳜鱼子	495	鲫鱼子	460	鸡肝	429
猪肾	405	牛肾	340	猪肝	288
螃蟹	235	黄油	195	对虾	193
奶油	168	猪舌	158	青虾	158
肥羊肉	148	肥牛肉	133	青鱼	108
鸡	106	填鸭	96	猪油	93
草鱼	86	墨鱼	76	海参	62
瘦羊肉	60	兔肉	59	瘦牛肉	58
羊奶	31	脱脂奶粉	28	牛奶	15

附表 2-7　维生素 A 含量丰富的食物（U/100 g）

食物	维生素 A	食物	维生素 A	食物	维生素 A
黄油	135	人奶	0～10	鲑鱼	154～550
干酪	12～15	小虾	500	牛肝	9～42
奶油	50	鱼肝油	800～30 000	小牛肝	0～15
蛋黄	150～400	鲮鱼	1100	羊肝	17～20
牛奶	0.3～0.4	沙丁鱼	1150～1570	大比目鱼	44

二、更年期女性全天营养食谱范例

更年期女性全天营养食谱范例见附表 2-8、附表 2-9。

附表 2-8 更年期女性全天营养食谱范例 1

餐次	食谱	食物及用量 (g)	热量 (kcal)	每日主要营养素摄入量							
				蛋白质 (g)	脂肪 (g)	碳水化合物 (g)	钙 (mg)	钠 (mg)	锌 (mg)	维生素 A (μg)	维生素 C (mg)
早餐	馒头	标准面粉 75	446.5	22.1	11.3	64.9	308.8	171.7	7.8	192.0	20.0
	牛奶	牛奶 200									
	炒鸡蛋	鸡蛋 50									
	拌冬瓜	冬瓜 100									
午餐	米饭	大米 150	794.0	27.2	19.6	133.3	435.5	154.9	3.6	30.8	28.0
	猪肉炒油菜	油菜 100									
		猪肉 35									
	炒豆腐	豆腐 50									
	腰果	腰果 20									
	橙子	橙子 100									

(续 表)

每日主要营养素摄入量

餐次	食谱	食物及用量(g)		热量(kcal)	蛋白质(g)	脂肪(g)	碳水化合物(g)	钙(mg)	钠(mg)	锌(mg)	维生素A(pg)	维生素C(mg)
晚餐	豆包	标准面粉	80									
		红豆	30									
	大米粥	大米	40	574.9	20.0	2.1	118.2	111.3	134.7	2.5	643.8	31.1
	糖醋藕片	藕	50									
	炒胡萝卜	胡萝卜	80									
全日调味品		植物油	18	162.0	0	18.0	0	3.1	3518.0	0	15.7	0
		盐	14									
		酱油	0									
一日合计				1977.4	69.3	51.0	316.4	858.7	3979.3	13.9	882.3	79.1
供给量标准				2100.0	70.0			800.0	5000.0	15.5	800.0	60.0

附表 2-9 更年期女性全天营养食谱范例 2

餐次	食谱	食物及用量 (g)	热量 (kcal)	蛋白质 (g)	脂肪 (g)	碳水化合物 (g)	钙 (mg)	钠 (mg)	锌 (mg)	维生素 A (μg)	维生素 C (mg)
早餐	面包	面包 75	521.5	21.7	14.7	75.7	425.0	387.3	8.9	136.5	10.3
	甜牛奶	牛奶 200									
		白糖 10									
	蒸蛋羹	鸡蛋 40									
	生番茄	番茄 50									
午餐	米饭	大米 150	708.7	21.8	10.8	130.3	134.7	26.8	3.9	64.7	61.4
	烧茄子	茄子 100									
		西红柿 30									
		猪肉 10									
	猪肉炒豌豆	豌豆 100									
		猪肉 20									
	弥猴桃	弥猴桃 50									

(续 表)

餐次	食谱	食物及用量 (g)		热量 (kcal)	蛋白质 (g)	脂肪 (g)	碳水化合物 (g)	钙 (mg)	钠 (mg)	锌 (mg)	维生素A (μg)	维生素C (mg)
	艾窝窝	艾窝窝	100									
	红枣小米粥	小米	30									
		红枣	5									
	煮花生	花生	20	561.1	24.4	11.4	102.8	225.2	182.6	1.7	704.5	23.6
晚餐	鸡肉炒柿子椒	柿子椒	100									
		鸡肉	20									
	紫菜鸡蛋汤	紫菜	25									
		鸡蛋	20									
全日调味品		植物油	20	187.1	0.8	20.0	0.9	2.5	2918.6	0.1	17.4	0
		盐	10									
		酱油	10									
一日合计				1978.4	68.7	56.9	309.7	787.4	3515.3	14.6	923.1	95.3
供给量标准				2100.0	70.0			800.0	5000.0	15.0	800.0	60.0

三、更年期女性食疗养生食谱

1. 百合拌蜂蜜

（1）配方：生百合 50g，蜂蜜适量。

（2）制法：将生百合与蜂蜜拌后煮熟，即可服用。

（3）服法：临睡前适量服之。

（4）适用人群：适用于心烦、失眠者。

2. 黑木耳红枣粥

（1）配方：红枣 20 枚，黑木耳 30 g，粳米 100 g，冰糖 150 g。

（2）制法：黑木耳水发后撕成小块，红枣沸水泡后去核切丁，加糖煮 20 分钟，黑木耳与粳米熬成粥，调入枣丁，加入冰糖，再煮 20 分钟即可。

（3）服法：佐早、晚餐食用。

（4）适用人群：适用于失眠多梦、眠浅易醒、头晕心慌、健忘者。

3. 花旗参炖水鸭

（1）配方：西洋参（花旗参）5 g，水鸭 120 g，生姜 1 片。

（2）制法：将水鸭去毛剖好切块略煮，西洋参洗净切片，加生姜，放入炖盅内加水 250 ml，隔水炖 2 小时即可。

（3）服法：每天饮用 2 次，每次 1 碗，早、晚各

1次。

(4) 适用人群：适用于潮热、出汗、烦躁口渴、疲倦乏力者。

4. 灵芝炖乳鸽

(1) 配方：灵芝 3 g，乳鸽 1 只（重约 200 g），盐、味精、姜、葱、黄酒各适量。

(2) 制法：将乳鸽宰杀，除去毛和内脏，洗净，放入盅内，加水适量，再加入切成片的灵芝及各种调料，将盅放入锅内，隔水炖熟即可。

(3) 服法：每周 2~4 次，每次 200~300 ml。

(4) 适用人群：适用于腰膝酸痛、四肢无力、头晕、腹胀者。

5. 海蜇荸荠莲子汤

(1) 配方：海蜇 100 g，荸荠 60 g，莲子 20 g，盐、味精各少许。

(2) 制法：将海蜇切片，荸荠切成两半，与莲子一起放入锅中，加清水适量煮成汤，再加盐、味精即可。

(3) 服法：用作主餐汤食。

(4) 适用人群：适用于绝经期抑郁症。

6. 冰糖炖海参

(1) 配方：水发海参 50 克，冰糖适量。

(2) 制法：将海参放入锅中，加清水适量炖烂，加入冰糖再炖片刻即成。

（3）服法：早、晚空腹食用。

（4）适用人群：适用于绝经期肝肾不足引起的高血压。

附录三　更年期女性的中医药辅助治疗

中医学认为，女性绝经前后由于肾精渐虚、身体阴阳失调、脏腑功能紊乱、冲任二脉虚衰、胞宫失养而易患诸病。中医药主要从调理肾之阴阳平衡、通调冲任、荣养精气方面入手，临床辨证论治。

一、治疗更年期症状的常用中成药

具体用法见各药物说明书。

1. 坤泰胶囊　滋阴清热，安神除烦。用于更年期阴虚火旺引起的潮热面红、自汗盗汗、心烦不宁、失眠多梦、头晕耳鸣、腰膝酸软、手足心热。

2. 坤宝丸　滋补肝肾，镇静安神，养血通络。用于更年期肝肾阴虚引起的月经失调、潮热多汗、失眠健忘、心烦易怒、头晕耳鸣、咽干口渴、四肢酸楚、关节疼痛。

3. 更年安　滋阴潜阳，除烦安神。用于更年期出现的潮热汗出、眩晕耳鸣、烦躁失眠。

4. 大补阴丸　滋阴降火。适用于烘热汗出、潮热面红、眩晕耳鸣、心悸盗汗、腰背酸楚等以阴虚火旺为主者。

5. 乌鸡白凤丸　调经止带。适用于身体虚弱、腰背酸软、头晕耳鸣、精神恍惚、心悸乏力、心烦失眠、口唇色白等以气血不足为主者。

二、治疗更年期症状的方剂

以下治疗更年期症状的方剂可供参考,具体还需个案辨证论治。

1. 滋水清肝饮　出自高鼓峰《医宗己任编》。方药组成:熟地黄 10 g,山药 10 g,山茱萸 10 g,牡丹皮 10 g,茯苓 10 g,泽泻 10 g,白芍 10 g,栀子 10 g,酸枣仁 10 g,当归 10 g,柴胡 6 g。功能:滋肾养阴,清肝泄热。适用于眩晕耳鸣、腰背酸软、口干口苦、烦热盗汗、失眠健忘等以肝肾阴虚兼内热为主者。

2. 加味逍遥散　出自《内科摘要》。方药组成:当归 3 g,白芍 3 g,茯苓 3 g,炒白术 3 g,柴胡 3 g,牡丹皮 1.5 g,炒栀子 1.5 g,炙甘草 1.5 g。功能:养血和营,清肝健脾。适用于潮热盗汗、心烦失眠、情绪不宁等以肝郁血虚为主者。

附录四　更年期健康体检的常用项目

1. 常用项目

（1）一般检查：内科、外科、眼科、耳鼻喉科、身高、体重、血压。

（2）抽血检查：血常规、肝功能、肾功能、血脂、血糖、肿瘤标志物。

（3）尿常规、粪常规。

（4）心电图、胸部X线片。

（5）肝、胆、胰、脾、肾B超，乳腺B超或钼靶。

（6）妇科常用检查：子宫颈细胞学检查，妇科B超。

（7）更年期女性还可以根据情况选择血清FSH、LH、雌激素检查或骨密度检测（双能X线吸收法）。

2. 大众关注的几个指标

（1）血脂：查体时常用的血脂检查项目有总胆固醇（total cholesterol，TC）、甘油三酯（triglyceride，TG）、高密度脂蛋白胆固醇（high density lipoprotein-cholesterol，HDL-C）、低密度脂蛋白胆固醇（low density lipoprotein-cholesterol，LDL-C）、载脂蛋白A_1（$ApoA_1$）和载脂蛋白B（ApoB）。

大众常说的"高血脂",就是甘油三酯和低密度脂蛋白胆固醇(俗称"坏胆固醇")过高,尤其是后者,可以增加冠心病和动脉粥样硬化的发生风险。值得注意的是,高密度脂蛋白胆固醇(俗称"好胆固醇")有助于脂肪的消化和吸收。很多人认为,人体的胆固醇正常值都是相同的,其实不然。查体标注的正常值是健康人胆固醇的标准。心血管危险因素越高的人群,其"坏胆固醇"水平必须控制得越低。所以最好到医生那里咨询自己属于哪类人群后再判断是否血脂正常。

(2) 肿瘤标志物:是某些肿瘤细胞上存在或分泌、排到体液中的物质,可以为癌症的早期诊断提供依据。常见的肿瘤标志物与癌症的关系如下:甲胎蛋白(alpha-fetal protein,AFP)→原发性肝癌;癌胚抗原(carcinoembryonic antigen,CEA)→结/直肠癌;糖类抗原(carbohydrate antigen,CA125)→卵巢癌;CA15-3→乳腺癌;CA19-9→胰腺癌、胆囊癌、胆管壶腹癌;CA72-4→胃癌;HE4→卵巢癌。若在查体中发现肿瘤标志物偏高,应到医院就诊,由医生做出进一步的检查和诊断。

(3) FSH、LH、雌二醇:如果围绝经期 FSH>10 U/L,提示卵巢储备功能下降;FSH>40 U/L,E_2<20 pg/ml (73 pmol/L) 提示卵巢衰竭。

(4) 骨密度:绝经后女性骨量迅速流失,骨密度检测有助于了解骨量,判断有无骨量减少或骨质疏松。

最好使用双能 X 线吸收法（dual energy X-ray absorptiometry，DEXA）测定椎体和股骨的骨密度。如果骨密度低于同性别、同种族健康成年人的骨峰值 1.0~2.5 个标准差,称为骨量减少;如果骨密度低于同性别、同种族健康成年人的骨峰值>2.5 个标准差,称为骨质疏松（附表 4-1）。

附表 4-1 骨量与 T 值

骨量	T 值
正常	T≥−1
骨量低下	−2.5<T<−1
骨质疏松	T≤−2.5,或者有脆性骨折史
重度骨质疏松	T≤−2.5,合并一处或多处骨折

简单的骨密度筛查也可选用单光子吸收测定法（single-photon absorptiometry，SPA）、定量 CT（quantitative computed tomography，QCT）及超声波（ultrasonic wave，US）等。

附录五　常用中老年保健操

一、眼保健操

总要领歌：指甲短，手洁净。遵要求，神入静。穴位准，手法正。力适度，酸胀疼。合拍节，不乱行。前四节，闭眼睛。后两节，双目睁。眼红肿，操暂停。脸生疖，禁忌证。做眼操，贵在恒。走形式，难见功。

第一节：按揉攒竹穴（附图5-1A）

用双手拇指螺纹面分别按在两侧穴位上，其余手指自然放松，指尖抵在前额上。随音乐口令有节奏地按揉穴位，每拍一圈，做4个8拍。

第二节：按压睛明穴（附图5-1B）

用双手示指螺纹面分别按在两侧穴位上，其余手指自然放松、握起，呈空心拳状。随音乐口令有节奏地上下按压穴位，每拍一次，做4个8拍。

第三节：按揉四白穴（附图5-1C）

用双手示指螺纹面分别按在两侧穴位上，拇指抵在下颌凹陷处，其余手指自然放松、握起，呈空心拳状。随音乐口令有节奏地按揉穴位，每拍一圈，做4个8拍。

第四节：按揉太阳穴、刮上眼眶（附图 5-1D）

用双手拇指的螺纹面分别按在两侧太阳穴上，其余手指自然放松、弯曲。伴随音乐口令，先用拇指按揉太阳穴，每拍一圈，揉四圈。然后，拇指不动，用双手示指的第二个关节内侧，稍加用力从眉头刮至眉梢，2个节拍刮1次，连刮2次。如此交替，做4个8拍。

第五节：按揉风池穴（附图 5-1E）

用双手示指和中指的螺纹面分别按在两侧穴位上，其余三指自然放松。随音乐口令有节奏地按揉穴位，每拍一圈，做4个8拍。

第六节：揉捏耳垂、足趾抓地（附图 5-1F）

用双手拇指和示指的螺纹面捏住耳垂正中的眼穴，其余三指自然并拢、弯曲。伴随音乐口令，用拇指和示指有节奏地揉捏穴位，同时用双脚全部足趾做抓地运动，每拍一次，做4个8拍。

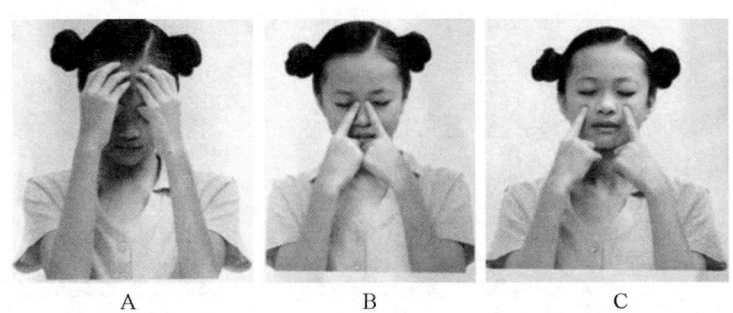

A　　　　　　　B　　　　　　　C

(续图)

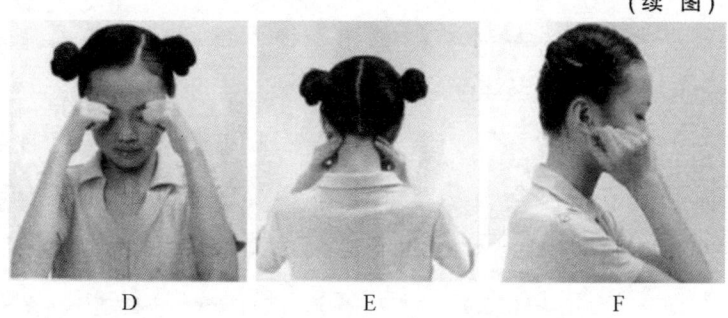

附图 5-1　眼保健操

注：A. 第一节；B. 第二节；C. 第三节；D. 第四节；E. 第五节；F. 第六节

二、健身气功八段锦

八段锦形成于12世纪，后在我国历代流传，形成许多练法和风格各具特色的流派，其动作简单易行，功效显著。古人把这套动作比喻为"锦"，意为动作舒展优美，如锦缎般优美、柔顺，又因为功法共为八段，每段一个动作，故名为"八段锦"。

八段锦的一整套动作都非常流畅柔和，在练习时会让人感到动静皆宜，且十分顺畅。练习"健身气功·八段锦"对中老年人的呼吸系统功能、上下肢力量、平衡能力、关节及神经系统灵活性有明显提高；可改善心血管功能状态，有利于缓解冠状动脉硬化、骨质疏松等疾病；在一定程度上可以提高细胞免疫功能，使机体的抗衰老能力增强，对延年益寿有良好作用；在改善心理健康方面也有良好效果。

起式：双脚并立，全身放松，两臂自然下垂，眼看前方。接着双脚微曲膝盖不超出脚尖，重心右移，向左迈出左脚与肩同宽，双脚伸直，双手内旋环抱于腹前，掌心向内，指尖相对，距离不超过 10cm，拇指不要翘起。同时双脚再次微曲。

第一式：双手托天理三焦

双手交叉于腹前，掌心向上，目视前方，接着吸气，双脚慢慢直立，双手在胸前翻掌，眼跟手走，双手举于头顶，低头双眼平视前方，两手打开，呼气，两臂分别从身体两侧下落于腹前，掌心向上，目视前方。同时双脚恢复到原来的微曲状态，重复动作 6 次。

第二式：左右开弓似射雕

重心右移，左脚左移，双臂交叉左手在前，膝关节缓慢伸直，双手向上交叉于胸前，目视前方，展臂拉弓，肘部抬平。两腿屈膝半蹲成马步，重心在中间，双眼目视左手示指指尖。重心右移，两手自然打开，右手向右划弧，双眼跟着右手动，左脚收回，两掌捧于腹前，掌心向上，目视前方。右式与左式相反。左、右式分别做 3 次。

第三式：调理脾胃须单举

两腿伸直，左手手心向内，指尖向上，从身前缓慢上举至头，同时吸气，翻掌于头顶，指尖向右。左手手心向下，指尖向前下按于髋旁，同时呼气，双手收回，屈膝。右式动作与左式相同，重复以上动作，左、右分别3次。

第四式：五劳七伤往后瞧

两膝伸直，双手下垂，掌心向后，目视前方，两臂外旋，掌心向外，头往左后方瞧，吸气，头部回正，呼气，同时两腿微屈，两臂内旋按于髋旁，指尖向前，目视前方。左、右动作分别重复3次。

第五式：摇头摆尾去心火

重心左移，右脚向右开步站立，同时双手向上举于头顶，掌心向上，指尖相对，目视前方，双腿成马步，同时两手打开从身体两侧下落反按于双腿上，重心右移，目视右脚背，右脚尖，右脚内侧，重心左移，看右脚后跟，头向后摇，重心在中间，目视前方。右式动作与左式相同，重复以上动作，左、右分别3次。

第六式：两手攀足固肾腰

双腿伸直，两臂向前、向上举起，掌心向前，目视前方，两掌下按于胸前，掌心向下，指尖相对，反穿双手从腰侧、腿侧到足背、足尖，抬头，抬手，手带动身体向上直立。重复上述动作6次。

第七式：攒拳怒目增气力

重心右移，左脚向左开步，两腿半蹲成马步，同时两掌握实拳，拇指在里，拳眼向上，用力向前出左拳，目视左拳，手指旋转打开，拇指向下，掌心向外，左臂外旋，掌心向上，收拇指，收四指握拳，拳眼向上，左手收回至腰侧。右式动作与左式动作相同，重复以上动作，左、右分别3次。

第八式：背后七颠百病消

双脚跟提起，吸气，目视前方，稍停，脚跟快速下落，呼气。重复动作7次。

收式：双掌内旋相叠于腹部，女性右手在内，男性左手在内。体态安详，周身放松，顺调呼吸，气沉丹田，心情愉悦。

视频网址：http://v.youku.com/v_show/id_XMjAzNTk3ODg=.html

带字幕版：http://v.youku.com/v_show/id_XMzQyNTE5MTY4.html

三、简便室内健身操

1. 梳头　首先直向梳刷，用木梳（别用塑料、金属制梳，最好是黄杨木梳，若无木梳，也可用手指代替）从前额经头顶部向后部梳刷，逐渐加快。梳时不要用力过猛，以防划破皮肤。接着斜向梳刷。先顺着头形梳，将头发梳顺，接着逆向梳，再顺着头形梳。

每分钟20～30下,每天1次,每次3～5分钟。这样可以刺激头皮神经末梢和头部经穴,通过神经和经络作用于大脑皮质,调节经络和神经系统,松弛头部神经,促进局部血液循环,达到消除疲劳、强身及促进头发生长的效果,对脑力劳动者尤为适宜。

2. 叩头　每天早晨或晚上睡前轻叩头部,以刺激头部穴位,能够调整人体的健康状况。全身直立,放松,双手握空拳举于头部,自然活动腕关节,用手指轻叩头部,先从前额向头顶部两侧叩击,然后再从头部两侧向头中央。次数视各人情况自定,一般50次左右为好。

3. 击掌　两手前平举,呈90°角,两手五指伸直展开。然后用力击掌,越响越好。击掌主要是刺激两手上的相应穴位,一般在20次左右。

4. 浴手　浴手是保健按摩中的一种。取习惯体位,排除杂念,心静神凝,耳不旁听,目不远视,意守肚脐,两手合掌由慢到快搓热。

5. 搓耳　耳郭上有很多穴位。用两手示指、中指、无名指,前后搓擦耳郭,刺激分布在耳郭上的各个穴位。次数多少也是视各人情况而定,一般以20次左右为好。

四、起床健身操

1. 睡醒时,躺在床上做几分钟保健操

(1) 用手指梳头 1 分钟：将手指张开，当成是梳子，然后从前额向后一次梳理。这样的动作能够有效唤醒脑部细胞，增加脑部血液的流通，对于预防心脑血管疾病具有极大益处，还可以养发、生发。

(2) 轻揉耳郭 1 分钟：用双手手指沿着左、右耳郭，从前向后轻揉 30 次，从后向前轻揉 30 次，再上下轻揉 30 次，最后用双手轻拍左、右耳朵 10 次。耳朵上布满全身的穴位，这样做可使经络疏通，尤其对耳鸣、目眩、健忘等有防治之功效。

(3) 转动眼睛 1 分钟：睁开眼睛，顺时针转动眼球 30 次，逆时针转动 30 次，上下转动 30 次，再左右转动 30 次。尽快从沉睡中醒来，尤其能锻炼眼肌，提神醒目。

(4) 抚摩肚脐 1 分钟：首先将两手对搓至发热，然后交叉两手按摩肚脐。肚脐周围有很多穴位，按摩肚脐的神阙穴能防治脑卒中，按摩也具有提升和补气等功效。

(5) 左右翻身 1 分钟：在床上轻轻翻身。活动脊柱大关节和腰部肌肉。

2. 坐起时，在床上做伸展运动

(1) 伸懒腰：把枕头垫在背后，两手向后伸直并伸展身体，做伸懒腰的动作，然后自然双手上举、放平，并尽力向后扩展，接着反复深呼吸数次。

(2)扩胸腔：双手上举、扩展，可以使肋骨上拉、胸腔扩大，使膈肌活动加强，引发身体大部分肌肉收缩，从而加速血液循环，使血液迅速回流到全身，供给心脑系统足够的氧气和血液，以保持头脑清醒。深呼吸则可以激活肺细胞，促进肺泡工作。

3. 穿衣时，坐在床上做扩胸运动　首先将自己的左手从自己的肩部伸向后背，然后右手从底下拉住左手，胸部要挺起。饭后反向再做这样的动作，来回重复动作5次。

五、老年颈椎操

1. 翻天覆地　将头部向上仰起，尽自己最大的能力保持最高的位置，稍作停留，然后还原；接着再将头部弯曲看向地面，使得下颚紧靠在前胸，最后还原。

2. 哪吒探海　头颈伸向左前方，双目注视左前方，使颈部尽量保持伸长位置，停留片刻，然后还原；再使头颈伸向右前方，方法同前。

3. 犀牛望月　头颈向左后方尽力旋转，双目视左后上方天空，意想遥望月亮，停留片刻，然后还原；再使头颈转向右后方，方法同前。

4. 青龙饮水　将头颈向左右两侧平移转动，尽量将自己的下腭紧靠两侧肩部的中央位置。保持这个动作几秒，返回原位，接着再做同样的动作数次。

5. 放眼昆仑　自然站立，双脚略分开，与肩等宽，头颈向左转，双眼透过肩部注视左脚的昆仑穴（外踝的后侧），停留片刻，然后还原；再使头颈向右侧转动，方法同前。

6. 提肩缩颈　自然站立，双脚略分开，与肩等宽，双肩慢慢提起，颈部尽量往下缩，停留片刻后，双肩慢慢放下，头颈自然伸出；还原后再将双肩用力往下沉，头颈部向上拔伸，停留片刻后，双肩放松复原。

7. 与项争力　两手交叉置颈后，双手向前推颈部，头颈用力向后抵抗，头手相反用力，停留片刻，然后放松，进行下一个相同动作，最好连续完成9次。

8. 举头望明月，低头思故乡　将自己的头部抬到最大位置，切记动作一定要缓慢，根据自己的适应度来调整幅度，反复多做几次，能够有效地预防颈椎病的发生。

附录六　中国大陆部分地区更年期门诊名录

中国大陆部分地区更年期门诊名录见附表 6-1。

附表 6-1　中国大陆部分地区更年期门诊名录

地区	医院名称	地址	电话	出诊时间
安徽省	安徽省立医院	安徽省合肥市庐江路 17 号	0551－118114（预约挂号），0551－62283114（总机）	具体请致电咨询
	安徽医科大学第一附属医院	安徽省合肥市绩溪路 218 号	0551－62922114（查号台），0551－62922406（门诊），0551－62922018（医务处），0551－62922193（急诊）	具体请致电咨询
	安徽省妇幼保健院	安徽省合肥市桐城街益民街 15 号	0551－62649714	具体请致电咨询
	芜湖市妇幼保健院	安徽省芜湖市中和路 4 号	0553－3825232（办公室）	具体请致电咨询
	马鞍山市妇幼保健院	安徽省马鞍山市花山区佳山路 72 号	0555－2340333	具体请致电咨询
重庆市	陆军军医大学新桥医院	重庆市沙坪坝区新桥正街	023－68755000（总机），023－68755744（预约挂号）	具体请致电咨询

(续 表)

地区	医院名称	地址	电话	出诊时间
重庆市	重庆市医科大学附属第一医院	重庆袁家岗友谊路1号	023—118114(预约挂号),023—89012192(门诊挂号)	具体请致电咨询
	重庆医科大学附属第二医院	重庆市临江路76号	023—63693000(医院总机),023—63693138(询问处)	具体请致电咨询
	重庆市妇幼保健院	重庆市渝中区七星岗金汤街64号	023—63702844,023—63706054(咨询室)	具体请致电咨询
	陆军军医大学第一附属医院(重庆西南医院)	重庆市沙坪坝区高滩岩正街30号	023—68754000(总机)	具体请致电咨询
福建省	福建省妇幼保健院	福建省福州市道山路18号	0591—88310866(预约挂号),0591—87557800(导诊台)	具体请致电咨询
	厦门市妇幼保健院	福建省厦门市镇海路10号	0592—2662020(总机)	具体请致电咨询
	福建省立医院	福建省福州市东街134号	0591—87557768(总机),转8051(门诊部),转8059(导诊台)	具体请致电咨询
	福建医科大学附属协和医院	福建省福州市鼓楼区新权路29号	0591—83357896(总机)	具体请致电咨询
甘肃省	兰州大学第一医院	甘肃省兰州市东岗西路1号	0931—8625200(总机)转6801	具体请致电咨询
	兰州大学第二医院	甘肃省兰州市城关区萃英门82号	0931—8942262,0931—8942289	具体请致电咨询

(续 表)

地区	医院名称	地址	电话	出诊时间
甘肃省	甘肃省妇幼保健院	甘肃省兰州市七里河区七里河北街143号	0931－2338611	具体请致电咨询
	甘肃省人民医院	甘肃省兰州市东岗西路204号	0931－8281114,0931－8281763(门诊)	具体请致电咨询
	兰州市妇幼保健院	甘肃省兰州市城关区五泉西路74号	0931－8127368(办公室)	具体请致电咨询
	甘肃省康复中心医院	甘肃省兰州市团结新村19号	0931－8610843,0931－8614094	具体请致电咨询
广东省	中山大学孙逸仙纪念医院	广东省广州市沿江西路107号(本院);广州市海珠区盈丰路33号(南院)	020－81332199(总机),020－81332372(门诊咨询),020－81332517(门诊办公室)	具体请致电咨询
	南方医科大学珠江医院	广东省广州市工业大道中253号	020－61643888(总机),020－62782020(挂号咨询)	具体请致电咨询
	广州市妇女儿童医疗中心	广东省广州市金穗路9号	020－81886332	具体请致电咨询
	佛山市第一人民医院	广东省佛山市禅城区岭南大道北81号	0757－83833633(总机),0757－83163155(咨询)	具体请致电咨询
	北京大学深圳医院	广东省深圳市福田莲花路1120号	0755－83923333(总机)	具体请致电咨询
	深圳市妇幼保健院	广东省深圳市罗湖区人民北路116号C	0755－82226227	具体请致电咨询

（续　表）

地区	医院名称	地址	电话	出诊时间
广东省	惠州市第一妇幼保健院	广东省惠州市河南岸演达四路5号	0752-7806333	具体请致电咨询
广西壮族自治区	广西医科大学附属第一医院	东院：广西壮族自治区南宁市双拥路6号；西院：广西壮族自治区南宁市大学西路32号	0771-5359339（东院咨询），0771-5353014（急诊），0771-5356563（办公室），0771-3277068（西院咨询）	具体请致电咨询
	广西壮族自治区妇幼保健院	广西壮族自治区南宁市新阳路225号	0771-3153941	具体请致电咨询
贵州省	贵州医科大学附属医院	贵州省贵阳市贵医街28号	0851-6855119	具体请致电咨询
	遵义医科大学附属医院	贵州省遵义市大连路149号	0852-8608999	具体请致电咨询
	贵州省人民医院	贵州省贵阳市中山东路83号	0851-5922979	具体请致电咨询
	贵州省妇幼保健院	贵州省贵阳市瑞金南路63号	0851-5965786	具体请致电咨询
海南省	海南省妇幼保健院	海南省海口市龙昆南路15号	0898-36689306，0898-36689211	具体请致电咨询
	海南医学院第一附属医院	海南省海口市龙华路31号	0898-66772248	具体请致电咨询
河北省	河北医科大学第二医院	河北省石家庄市和平西路215号	0311-87046901（总机），0311-66002999（咨询）	具体请致电咨询
	河北省人民医院	河北省石家庄市新华区和平西路348号	0311-85989696（总机）	具体请致电咨询
河南省	郑州大学第一附属医院	河南省郑州市二七区建设东路1号	0371-66913114（总机）	具体请致电咨询

(续　表)

地区	医院名称	地址	电话	出诊时间
河南省	洛阳市妇幼保健院	河南省洛阳市新区高铁龙门站对面	0379—63258363	具体请致电咨询
	郑州大学第二附属医院	河南省郑州市经八路2号	0371—63934118	具体请致电咨询
	郑州市妇幼保健院	河南省郑州市金水区金水路41号	0371—63883125	具体请致电咨询
	郑州大学第五附属医院	河南省郑州市二七区京广北路中段康复前街3号	0371—66902016	具体请致电咨询
黑龙江省	哈尔滨医科大学附属第一医院	黑龙江省哈尔滨市南岗区大直街199号	0451—85556000(总机),0451—85555555(预约)	具体请致电咨询
	哈尔滨医科大学附属第二医院	黑龙江省哈尔滨南岗区保健路148号	0451—86662961(总机),0451—86605612(门诊)	具体请致电咨询
	哈尔滨市妇幼保健院	黑龙江省哈尔滨市道里区中医街51号	0451—83151908	具体请致电咨询
	大庆油田总医院	黑龙江省大庆市萨尔图区中康街9号	0459—5994114(总机),0459—5805999(咨询)	具体请致电咨询
湖北省	华中科技大学同济医学院附属协和医院	湖北省武汉市解放大道1095号	027—83662688(总机),027—83663298(咨询)	具体请致电咨询
	华中科技大学同济医学院附属湖北省妇幼保健院	湖北省武汉市洪山区武珞路745号	027—87884730(总值班室),027—87862877(咨询)	具体请致电咨询
	华中科技大学同济医学院附属同济医院	湖北省武汉市解放大道1095号	027—83662688(总机),027—83663298(咨询)	具体请致电咨询

(续 表)

地区	医院名称	地址	电话	出诊时间
湖北省	武汉大学中南医院	湖北省武汉市武昌区东湖路169号	027—67812888（总机），027—67813167（急救）	具体请致电咨询
	武汉大学人民医院（湖北省人民医院）	湖北省武汉市武昌区张之洞路（原紫阳路）99号解放路238号	027—88041911（总机），转85314—85539（门诊导医）	具体请致电咨询
	三峡大学附属仁和医院	湖北省宜昌市夷陵大道410号	0717—6554877	周二、周五上午,周三全天
	宜昌市妇幼保健院	湖北省宜昌市伍家岗区夷陵大道148号	0717—6475207（院办），0717—6457120（妇产科咨询）	具体请致电咨询
	宜昌市中心人民医院	湖北省宜昌市伍家岗区夷陵大道183号	0717—6486947，0717—6483495（院办）	具体请致电咨询
	宜昌市第一人民医院	湖北省宜昌市解放路2号	0717—6222800（总机）	具体请致电咨询
	襄阳市中心医院	湖北省襄阳市襄城荆州街136号	0710—3523491（预约挂号）	具体请致电咨询
	襄阳市妇幼保健院	湖北省襄阳市檀溪路35号（襄城院区）湖北省襄阳市春园路12号（樊城院区）	0710—3513117（襄城区咨询），0710—3274170（樊城区咨询）	具体请致电咨询
	十堰市妇幼保健院	湖北省十堰市人民北路62号	0719—8663279（院办），13687212232（值班电话）	具体请致电咨询
	太和医院	湖北省十堰市人民南路32号	0719—8801880（患者咨询中心）	具体请致电咨询

（续　表）

地区	医院名称	地址	电话	出诊时间
湖北省	黄冈市中心医院	湖北省黄冈市考棚街11号	0713－8625054	具体请致电咨询
湖南省	中南大学湘雅医院	湖南省长沙市湘雅路87号	0731－84328888	具体请致电咨询
	中南大学湘雅二医院	湖南省长沙市人民中路139号	0731－85295666	具体请致电咨询
	湖南省妇幼保健院	湖南省长沙市湘春路53号	0731－84332201	具体请致电咨询
	长沙市妇幼保健院	湖南省长沙市城南东路416号	0731－84136959	具体请致电咨询
	衡阳市妇幼保健院	湖南省衡阳市解放路89号	0734－8223268	具体请致电咨询
	湘潭市中心医院	湖南省湘潭市雨湖区和平路120号	0731－58265025	具体请致电咨询
	浏阳市集里医院	湖南省长沙市浏阳市金沙北路434号	0731－83626977	具体请致电咨询
吉林省	长春市妇产医院	吉林省长春市南关区西五马路555号	0431－82903600（总机），0431－82903633（门诊），0431－82903600（咨询）	具体请致电咨询
	吉林大学白求恩第一医院	吉林省长春市新民大街71号（总院），吉林省长春市吉林大路3302号（分院）	0431－88782222（总机），0431－85612345（院服务台），0431－88782120（急救），0431－84808114（分院）	具体请致电咨询
	吉林省妇幼保健院	吉林省长春市建政路1051号	0431－86100011（总机）	具体请致电咨询

(续 表)

地区	医院名称	地址	电话	出诊时间
江苏省	江苏省妇幼保健院	江苏省南京市江东北路368号	025－86211033（总机），025－86211033转8211、8112（专家门诊咨询电话）	具体请致电咨询
	东南大学附属中大医院	江苏省南京市鼓楼区丁家桥87号	025－83272114，025－83272173（妇科更年期门诊），025－83272420（生殖内分泌门诊）	周一、周三、周四全天
	南京市妇幼保健院	江苏省南京市莫愁路天妃巷123号	025－52226777（总机）	具体请致电咨询
	无锡市妇幼保健院	江苏省无锡市槐树巷48号	0510－82725161（总机），0510－82713324（咨询）	具体请致电咨询
	苏州市立医院	江苏省苏州市沧浪区道前街26号	0512－69009090（总机）	具体请致电咨询
	苏州大学附属第一医院	江苏省苏州市十梓街188号	0512－65223637（总机）	具体请致电咨询
	常州市妇幼保健院	江苏省常州市博爱路16号	0519－88108181（总机）	具体请致电咨询
	镇江市妇幼保健院	江苏省镇江市正东路20号	0511－84425601（总值班），0511－84448272（服务台）	具体请致电咨询
	扬州市妇幼保健院	江苏省扬州市广陵区国庆路395号	0514－87361181（服务台）	具体请致电咨询
	南通市妇幼保健院	江苏省南通市青年西路158号	0513－59008001（院办公室）	具体请致电咨询
	泰州妇产医院	江苏省泰州市海陵区东风南路568号	400－069－1616	具体请致电咨询

(续 表)

地区	医院名称	地址	电话	出诊时间
江苏省	徐州市妇幼保健院	江苏省徐州市和平路46号	0516－83909191（门诊预约）	具体请致电咨询
	连云港市妇幼保健院	江苏省连云港市新浦区苍梧路10号	0518－85820018（咨询预约）	具体请致电咨询
京津地区	北京协和医院	北京市东城区东单帅府园1号（东院），北京市西城区大木仓胡同41号（西院）	010－69156114（总机），010－69155564（东院咨询台），010－69158010（西院咨询台）	具体请致电咨询
	首都医科大学附属北京妇产医院	北京市朝阳区姚家园路251号	010－52276666，转3304	周一至五
	北京大学人民医院	北京市西城区西直门南大街11号（新院），西城区阜内大街133号（老院）	010－88326666（新院总机），010－66583666（老院总机）	周一、周二全天，周三下午，周四全天，周五上午
	北京医院	北京市东城区东单大华路1号	010－85133232（预约挂号），010－65282171（医疗热线）	具体请致电咨询
	北京大学第一医院	北京市西城区西安门大街1号	010－83572211（总机）	具体请致电咨询
	北京大学第三医院	北京市海淀区花园北路49号	010－82266699（总机）	具体请致电咨询
	解放军总医院第三医学中心	北京市海淀区永定路69号	010－57976114/57976688（总机），010－57976508（挂号咨询）	具体请致电咨询

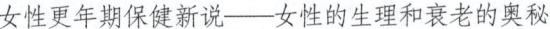

(续 表)

地区	医院名称	地址	电话	出诊时间
京津地区	天津市中心妇产科医院	天津市南开区南开三马路156号	022－58287742（导诊台），022－58287388（咨询）	具体请致电咨询
	武警特色医学中心	天津市河东区成林道220号	022－60578114（查号台）	具体请致电咨询
辽宁省	中国医科大学附属盛京医院	辽宁省沈阳市和平区三好街36号（南湖院区）；铁西区滑翔路39号（滑翔院区）	024－96615（总机）	具体请致电咨询
	辽宁省妇幼保健院	辽宁省沈阳市和平区沙阳路240号	024－23391486	具体请致电咨询
	北部战区总医院和平分院	辽宁省沈阳市和平区光荣街5号	024－23866428（总机）	具体请致电咨询
内蒙古自治区	内蒙古自治区妇幼保健院	内蒙古自治区呼和浩特市公园东路6号	0471－6691045	具体请致电咨询
宁夏回族自治区	宁夏医科大学总医院	宁夏回族自治区银川市金凤区宁安东巷1号	0951－6744457	具体请致电咨询
	宁夏妇幼保健院	宁夏回族自治区银川市兴庆区文化东街174号	0951－6025593	具体请致电咨询
青海省	青海红十字医院	青海省西宁市城中区南大街55号	0971－8247545	具体请致电咨询
	青海省人民医院	青海省西宁市城东区共和路2号	0971－8177911	具体请致电咨询

(续　表)

地区	医院名称	地址	电话	出诊时间
山东省	山东省立医院	山东省济南市经五纬七路324号（总院）；山东省济南市历下区奥体中路9677号（东院）	0531-96717120/58675120（预约），0531-68777114，0531-87938911（总机）	具体请致电咨询
	山东大学齐鲁医院	山东省济南市文化西路107号	0531-82169114（总机），0531-82169305（急救）	具体请致电咨询
	青岛大学附属医院	山东省青岛市江苏路16号（总院）	0532-82911847（总院咨询），0532-82918181（黄岛咨询），0532-82913225（东部咨询），0532-82912729（市北院区），0532-82911219（挂号处）	具体请致电咨询
	青岛市市立医院（集团）	山东省青岛市胶州路1号（西院）；山东省青岛市东海中路5号（东院）	0532-82789159（西院导医），0532-88905062（东院导医）	具体请致电咨询
	山东大学附属山东省妇幼保健院	山东省济南市经十东路238号	0531-88550454（办公室），0531-85187266（健康热线）	具体请致电咨询
	烟台毓璜顶医院	山东省烟台市芝罘区毓东路20号	0535-6691999（总机）	具体请致电咨询
	淄博市妇幼保健院	山东省淄博市张店区杏园东路11号	0533-2182991（总机），0533-2157666（急诊）	具体请致电咨询

(续 表)

地区	医院名称	地址	电话	出诊时间
山西省	山西医科大学第一医院	山西省太原市解放南路85号	0351—4639114（总机）	具体请致电咨询
	太原市妇幼保健院	山西省太原市南内环街122号	0351—3317857	具体请致电咨询
陕西省	西安交通大学第一附属医院	陕西省西安市雁塔西路277号	029—85323338	具体请致电咨询
	西安市第四医院	陕西省西安市解放路21号	029—87480721	具体请致电咨询
	空军军医大学西京医院	陕西省西安市长乐西路15号	029—84775507	具体请致电咨询
	陕西省人民医院	陕西省西安市碑林区黄雁村友谊西路256号	029—85251331	具体请致电咨询
上海市	复旦大学附属妇产科医院（上海市红房子妇产科医院）	上海市黄浦区大林路358号（黄浦院区）；上海市杨浦区沈阳路128号（杨浦院区）	021—33189900（总机）	黄浦院区围绝经门诊：周一至周二下午，周四至周五下午；杨浦院区围绝经门诊：周三上午
	上海市上海市第一妇婴保健院	上海市静安区长乐路536号（西院）；上海市浦东新区高科西路2699号（东院）	021—54035206（总机）	具体请致电咨询

(续　表)

地区	医院名称	地址	电话	出诊时间
上海市	中国福利会国际和平妇幼保健院	上海市徐汇区衡山路910号	021-64070434	具体请致电咨询
	上海交通大学医学院附属瑞金医院	上海市嘉定区希望路999号（总院）；上海市黄浦区瑞金二路197号（北院）	021-67888999（总院）；021-64370045（北院）	具体请致电咨询
	上海市第六人民医院	上海市徐汇区宜山路600号（总院）；上海市浦东新区南汇新城环湖西三路222号（东院）	021-64369181（总院）；021-38297000（东院）	具体请致电咨询
	上海市第一人民医院	上海市虹口区海宁路100号	021-63240090	具体请致电咨询
	上海交通大学附属第一人民医院松江南院	上海市松江区新松江路650号	021-63240090	具体请致电咨询
	上海中医药大学附属曙光医院	上海市黄浦区普安路185号（西院）；上海市浦东新区张衡路528号（东院）	021-20256666（总机）	具体请致电咨询
	上海长海医院	上海市杨浦区长海路168号	021-31166666	具体请致电咨询
	上海市长宁区妇幼保健院	上海市武夷路773号	021-62288686	具体请致电咨询
	上海中医药大学附属龙华医院	上海市徐汇区宛平南路725号	021-64385700	具体请致电咨询
	上海中医药大学附属岳阳中西医结合医院	上海市虹口区甘河路110号	021-65161782	具体请致电咨询

(续 表)

地区	医院名称	地址	电话	出诊时间
四川省	四川大学华西第二医院	四川省成都市人民南路三段20号	028—85503740	具体请致电咨询
	四川省人民医院	四川省成都市一环路西三段32号	028—87773730	具体请致电咨询
	成都市妇女儿童中心医院	四川省成都市日月大道1617号	028—61866065	具体请致电咨询
	四川省妇幼保健院	四川省成都市金牛区抚琴路338号	028—87716346	具体请致电咨询
	成都市锦江区妇幼保健院	四川省成都市三官堂街3号	028—66250782	具体请致电咨询
	成都市仁济医院	四川省成都市东城下街24号	028—86633230	具体请致电咨询
	攀枝花市妇幼保健院	四川省攀枝花市炳草岗大街305号	0812—3333630	具体请致电咨询
	自贡市妇幼保健院	四川省自贡大安区大黄桶路49号	0813—2309103	具体请致电咨询
西藏自治区	西藏自治区人民医院	西藏自治区拉萨市林廓北路18号	0891—6371928（门诊部）	具体请致电咨询
新疆维吾尔自治区	乌鲁木齐市妇幼保健院	新疆维吾尔自治区乌鲁木齐市解放南路344号	0991—8554005	具体请致电咨询
	新疆医科大学第一附属医院	新疆维吾尔自治区乌鲁木齐市鲤鱼山南路137号	0991—4362974（预约挂号）	具体请致电咨询
	石河子大学医学院第一附属医院	新疆维吾尔自治区石河子市北二路107号	0993—2858573	具体请致电咨询
云南省	云南省第二人民医院	云南省昆明市青年路176号	0871—65156650（总机）	具体请致电咨询

（续　表）

地区	医院名称	地址	电话	出诊时间
云南省	昆明医科大学第二附属医院	云南省昆明市西山区麻园1号	0871－65351281（总机）	具体请致电咨询
	昆明市妇幼保健院	云南省昆明市华山西路口5号	0871－63610265（导医台）	具体请致电咨询
	昆明市延安医院	云南省昆明市人民东路245号	0871－63211101（预约挂号）	具体请致电咨询
	昭通市第一人民医院	云南省昭通市昭阳区医卫路35号	0870－2152283（医务科）	具体请致电咨询
浙江省	浙江大学医学院附属妇产科医院	浙江省杭州市学士路1号	0571－87087730（预约），0571－87061501（总机）	具体请致电咨询
	杭州市第一人民医院	浙江省杭州市浣纱路261号	0571－56005600（总机）	具体请致电咨询
	浙江省人民医院	浙江省杭州市上塘路158号（朝晖院区）；浙江省杭州市西湖区转塘双流642号（望江山院区）	0571－85893889（预约挂号），0571－87666666（朝晖院区）	具体请致电咨询
	浙江省立同德医院	浙江省杭州市西湖区古翠路234号	0571－89972000（总机）	具体请致电咨询
	温州医科大学附属第一医院	浙江省温州市府学巷2号（老院）；浙江省温州市瓯海区南白象温医一院新院区（新院）	0577－55578037（新院门诊部），0577－55579999（新院总机）	具体请致电咨询
	湖州市妇幼保健院	浙江省湖州市吴兴区东街2号	0572－2030008（咨询）	具体请致电咨询

(续 表)

地区	医院名称	地址	电话	出诊时间
浙江省	宁波市妇女儿童医院	浙江省宁波市海曙区柳汀街339号	0574—87083300（总机）	具体请致电咨询
	杭州市萧山区第一人民医院	浙江省杭州市萧山区城厢街道市心路199号	0571—83807999（总机）	具体请致电咨询0
	杭州市余杭区妇幼保健院	浙江省杭州市余杭区人民大道359号	0571—86224052（值班室）	具体请致电咨询
	杭州市余杭区第一人民医院	浙江省杭州市临平迎宾路369号	0571—89369917	具体请致电咨询
	嘉兴市妇幼保健院	浙江省嘉兴市中环东路2468号	0573—83963131（总机），0573—82066132	具体请致电咨询
	桐乡市第一人民医院	浙江省嘉兴市桐乡市校场东路1918号	0573—88026601，0573—88023515	具体请致电咨询
	海盐县人民医院	浙江省嘉兴市海盐县朝阳东路275号	0573—86965916	具体请致电咨询
	温州市人民医院	浙江省温州市鹿城区仓后街57号	0577—88059166，0577—88883131	具体请致电咨询
	乐清市妇幼保健院	浙江省乐清市晨曦路105路	0577—62522028	具体请致电咨询
	台州市第一人民医院	浙江省台州市黄岩区横街218号	0576—84016757（咨询电话），0576—84120120（急诊）	具体请致电咨询
	温岭市妇幼保健院	浙江省温岭市城东街道下保路102号	0576—86168016	具体请致电咨询
	绍兴市妇幼保健院	浙江省绍兴市越城区东街305号	0575—85138222，0575—85206780，0575—85206766	具体请致电咨询

(续 表)

地区	医院名称	地址	电话	出诊时间
浙江省	金华市中心医院	浙江省金华市婺城区明月街351号	0579－82338512	具体请致电咨询
	衢州市妇幼保健院	浙江省衢州市柯城区蝴蝶路147号	0570－3023043	具体请致电咨询
	丽水市妇幼保健院	浙江省丽水市莲都区寿尔福路7号	0578－2154398(办公室)	具体请致电咨询
	丽水市人民医院	浙江省丽水市莲都区大众街15号	0578－2780025(门诊),0578－2120120(急救)	具体请致电咨询
	舟山市妇女儿童医院	浙江省舟山市定海区人民南路30号	0580－2065007(院办公室),0580－2065011(急救)	具体请致电咨询
	宁海县妇幼保健院	浙江省宁波市宁海县跃龙街道兴宁中路51号	0574－65583243	具体请致电咨询
	慈溪市妇幼保健院	浙江省慈溪市白沙路街道二灶潭路1288号	0574－63388670	具体请致电咨询

附录七 更年期相关医学网站和专业杂志

一、更年期学术网站

1. 中华医学会妇产科学分会绝经学组官方网站

http://www.menopause.org.cn/

2. 中国生殖内分泌网

http://www.creonline.cn/

3. 国际绝经学会

http://www.imsociety.org/

4. 北美绝经学会

http://www.menopause.org/

5. 欧洲男女更年期学会

http://www.emas-online.org/

6. 澳大利亚更年期学会

http://www.menopause.org.au/

二、专业杂志

1. 中华妇产科杂志
2. 中国实用妇科与产科杂志

3. 中国妇幼保健杂志
4. 中国实用妇产科杂志
5. 现代妇产科进展
6. *Climacteric*（中文版，内部发行）